主编 张良 刘锋 赵洋

「心」安理得 心血管那些事儿

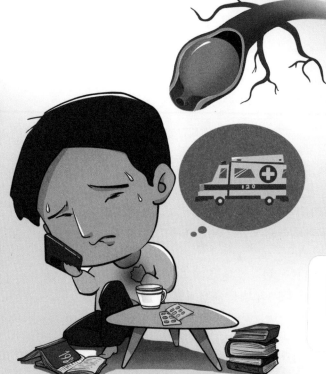

U0396133

APTIME
时代出版

时代出版传媒股份有限公司
安徽科学技术出版社

图书在版编目（CIP）数据

"心"安理得：心血管那些事儿 / 张良，刘锋，赵洋主编. --合肥：安徽科学技术出版社，2025.1.（"医生有话说"系列）. -- ISBN 978-7-5337-9112-4

Ⅰ.R54

中国国家版本馆 CIP 数据核字第 2024GK6578 号

"心"安理得——心血管那些事儿　　　　　　　　　　　　　主编　张　良　刘　锋　赵　洋
XINANLIDE XINXUEGUAN NAXIE SHIER

出版人：王筱文　　选题策划：陈　军　黄　轩　　责任编辑：钱湘林
责任校对：黄　轩　　新媒体编辑：刘　霖　　　　责任印制：廖小青
装帧设计：朱　婧
出版发行：安徽科学技术出版社　　　　http://www.ahstp.net
（合肥市政务文化新区翡翠路 1118 号出版传媒广场，邮编：230071）
电话：（0551）63533330
印　　制：合肥华云印务有限责任公司　　电话：（0551）63418899
（如发现印装质量问题，影响阅读，请与印刷厂商联系调换）

开本：720×1010　1/16　　印张：12　　　字数：250 千
版次：2025 年 1 月第 1 版　　2025 年 1 月第 1 次印刷

ISBN 978-7-5337-9112-4　　　　　　　　　　　　定价：58.00 元

本书编委会

主　编：张　良　刘　锋　赵　洋

副主编：陈　雷　许金鹏　王世磊　乔　青

编　委 [按姓氏拼音排序]：

陈雨虹　储　新　董炎菲　韩小亮

刘亮亮　潘学琴　孙光成　汪小军

王　军　谢小菲　许子炜　叶　红

朱世博　朱文芳　左生鑫

丛书编委会

作为专业的医学工作者，我和我的同事十分高兴您能基于某些兴趣，甚至是看起来有些"杞人忧天"的感觉翻开这本《"心"安理得——心血管那些事儿》，而非在您必须了解这些知识时才这么做。事实上，对于心血管问题，不论是何种程度的早期预见，都可能是十分必要的！

作为严肃的医学工作者，我们注意到了一些令人开心同时也十分令人忧虑的情况。基于现代新媒体传播报道的便利性，越来越多的人参与到心血管健康知识普及的行列中，这是令人开心和欣慰的。然而，由于某些流量需求，一些心血管疾病预防知识普及缺失专业基础和临床依据，甚至存在一些完全错误的引导。这些错误信息多数以"抓人眼球"为主要目标，而非符合医学实践。本书的编写初衷，就是希望以专业医疗工作者的角度，以临床医学为我们提供的大量数据为基础，为大家提供一本具备一定专业基础的医学科普读物。

本书的所有作者均为具有丰富临床经验的心血管领域的专业医生。全书以问答的形式，为读者提供心脏疾患的相关知识，其中包括常见的心脏疾病分类、涉及的相关症状、风险因素提示、一些必要的预防措施等。在接下来的章节中，我们将和您一同探索心脏疾病的奥秘，学习如何识别以及应对心血管疾病。希望我们的努力能够对您的心血管健康有所裨益，此所谓"心安"；使您获得正确的医学知识，是谓"理得"。心安理得，善莫大焉！

——作者团队

写在前面的真实回忆

第一篇　冠心病：只要活得足够长，冠脉狭窄躲不了？

第三篇　心脏瓣膜病：心里也有几扇门，如果坏了真害人

第五篇　心力衰竭:最终归宿是心衰?看了这些不要怕

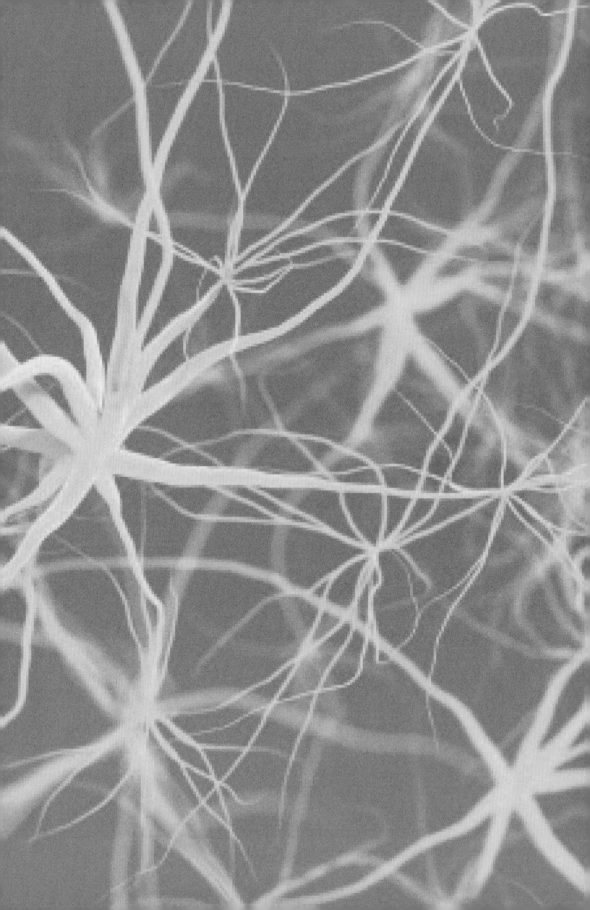

故事一

你可能正在极力阻止医生救你

我是一名心脏大血管外科医生，从业已经20年了，应该说见过形形色色的患者，有一类患者总是让我有种"无力感"。其实很多患者完全可以通过增加认识、改变生活方式、进行相应治疗，延缓疾病的进展，预防严重后果的发生，但是他们"讳疾忌医"，完全不按照医生指导进行治疗保健，以至于小病养大，甚至危害生命。

2023年的冬天，一位半年前来看过我门诊的患者，被急救车送来医院。这一次，是因为主动脉夹层。半年前来的时候，他的问题仅仅是主动脉血管中度扩张，比较麻烦的问题是当时他血压比较高，血糖也有些异常，而且体重比较重。据家属讲，患者是做新媒体工作的，经常熬夜，饮食不规律，且有多年吸烟史。一般来说，即便血管有些扩张，只要及时调整和控制，大部分人的病情能够得到遏制、延缓，并且也不大可能有太快的发展进程。做完一系列检查之后，我给了他一些药物治疗建议，并且重点建议他规律作息，尤其是戒烟、降血压和降体重，定期来医院检查。从他后来的病情发展来看，这些建议显然被当成"耳旁风"了。此次来的时候，他体重较半年前增长了30多千克，变成了体重超过100千克的"大胖子"。通过检查我发现，他的升主动脉发生了夹层，随时可能破裂，也就是我们常说的急性主动脉A型夹层。这是一种极为危险的心血管疾病，48小时的致死率可达50%。主动脉夹层的致病原因是多方面的，对于他来说，高血压肯定是最直接的诱因。几乎是他自己一手缔造了这样的结果，而这样的结果原本是可以避免的。幸运的是，在医护人员的努力下，该患者接受全主动脉弓置换手术后，已经顺利出院。

得了高血压和冠心病能运动吗？

什么是马凡综合征？

故事二

"万事大吉"的危害

早在 20 多年前，我还是住院医师，参与了人生中的第一个瓣膜置换手术。记得患者很年轻，当时换了机械瓣膜，身体的其他功能都很不错，手术顺利完成，术后恢复也很迅速，家属和患者都非常开心。事情讲到这里，应该是一个皆大欢喜的结局，然而，后面的不幸也许正是从这个皆大欢喜开始的。

那之后过了三年，有一天，我听到了关于他的消息，然而这一次听到的却是坏消息。术后一年，他觉得自己没啥问题了，就不再严格按照医嘱服药，先是断续地试探性地停药，最后彻底停药，最终导致了血栓的发生。血栓在脱落后导致了脑梗死，虽然发现及时，患者侥幸捡回一条命，却落下了终身残疾，生活不能自理。

不遵医嘱的患者大多分为两类：一类是迷信医学能够解决一切，做了手术就"万事大吉"；另一类则是从来不愿意相信正规医学。这都不是对待生命健康应有的慎重态度。医生会为患者提供正确的指导意见，在治疗这件事情上，医生和患者应该成为共同努力的双方。

写在前面的真实回忆

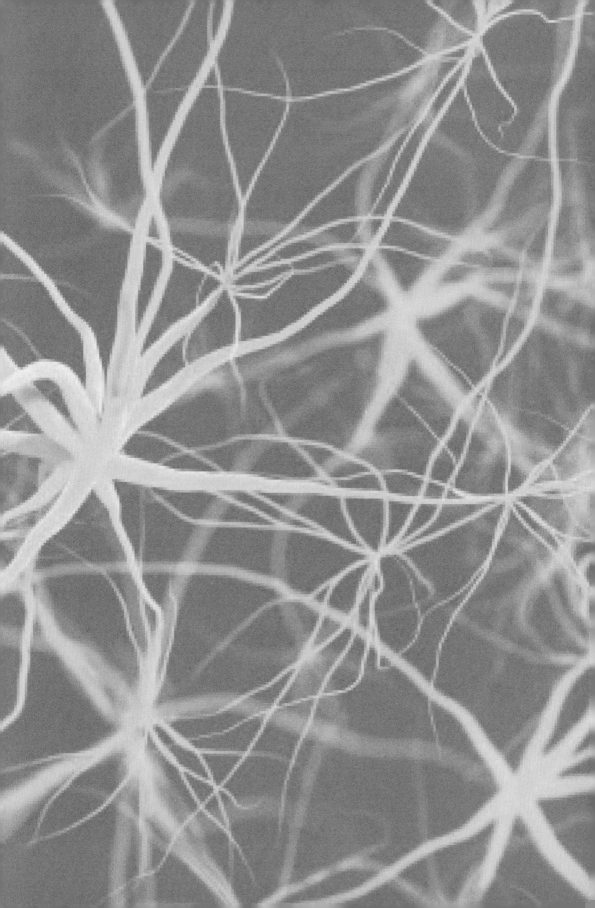

1

第一篇　冠心病：只要活得足够长，冠脉狭窄躲不了？

1.什么是冠心病?

冠心病的全称是"冠状动脉粥样硬化性心脏病"。冠状动脉是向心脏供应血液的动脉,当冠状动脉发生粥样硬化时,会引起冠状动脉血管腔不同程度的狭窄或闭塞,从而导致心肌缺血、缺氧乃至坏死。这类心脏病称为冠心病。如果我们把心脏看作是一辆汽车的话,那么冠状动脉就相当于是汽车上的油路管道,油路发生堵塞,汽车没有了动力能源,自然就无法正常行驶。同理,如果得了冠心

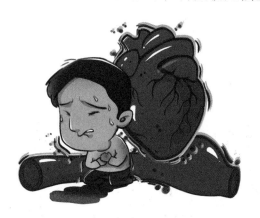

病,那么心脏也就无法正常工作。随着生活方式的改变,生活水平的提高,"三高"、肥胖等心血管疾病的易患因素不断增加,冠心病已成为我国最大的卫生健康问题之一,给家庭和社会带来了巨大的负担。

2.冠心病不可忽视的危险因素有哪些?

对于一般人群而言,冠心病的危险因素主要包括可控危险因素和不可控危险因素:

(1)可控危险因素

①高脂血症:冠心病的最主要危险因素。

②吸烟：会增加血管脆性，降低血液携氧能力，增加冠心病发病机会。

③高血压：高血压增加心脏负荷，也会导致动脉粥样硬化。

④肥胖超重：肥胖者患高血压从而引起冠心病的可能性是正常体重者的2~3倍。

⑤缺乏体育活动：过少的体育活动可能会诱发肥胖、高脂血症等问题。

⑥糖尿病：糖尿病患者的冠状动脉常会出现多支、全程的粥样硬化。

⑦难以控制情绪：不良情绪会诱导冠心病急症的发生。

（2）不可控危险因素

①遗传：有冠心病家族史，患病的危险因素将增多。

②性别：女性激素具有一定保护作用，男性患病率稍高于女性。

③年龄：随着年龄的增长，患冠心病的危险因素将逐渐增多。

3.冠心病会不会遗传？

现实生活中的确存在一个家族几代人都患有冠心病的现象，看上去冠心病好像有家族遗传的倾向，但是，冠心病其实不是遗传病。只是父母若患有冠心病，儿女患病的可能性较正常人更高一些。

基因只是冠心病的危险因素之一，而非全部。冠心病更像是一种生活方式病。同一个家庭的人往往有着相似的饮食习惯、相似的作息时间、相似的行为习惯，比如吃得过咸，喜欢油腻、高脂、高热量的食物，喜欢抽烟、喝酒，运动少，睡眠不规律等，这些都是导致冠心病的危险因素，使得冠心病看起来像是家族遗传的疾病。明确有冠心病尤其是早发冠心病家族史的人，更应该注意良好的生活饮食习惯，减少危险因素，进而降低发生冠心病的风险。

4.出现哪些症状，需当心冠心病？

①胸痛。胸痛是冠心病最常见的症状，通常表现为胸部压迫感、闷痛或烧灼感。疼痛部位多在心前区，可放射至左肩、左臂、下颌等。

②呼吸困难。患者在进行体力活动时可能出现呼吸困难，这是心脏泵血功能减弱，导致全身组织器官供氧不足所致。

③心悸。心悸是指心跳感觉异常，如心动过速、过缓或不规律。患者可能出现心悸，这是心肌缺血引起的心律失常所致。

④乏力。患者在进行体力活动时可能出现乏力、疲劳感。这是心脏泵血功能减弱，导致全身组织器官供氧不足所致。

⑤恶心、呕吐。患者在心肌缺血时可能出现恶心、呕吐等症状。这是心肌缺血引起的胃肠道功能紊乱所致。

⑥出汗。患者在体力活动时可能出汗较多，这是交感神经兴奋引起的。

⑦头晕、晕厥。患者在心肌缺血时可能出现头晕、晕厥等症状。这是心脏泵血功能减弱，导致全身组织器官供氧不足引起的。

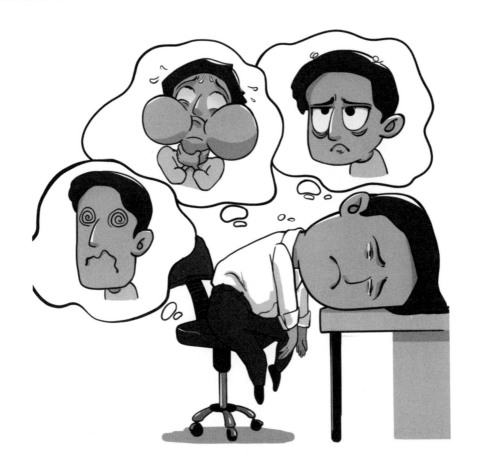

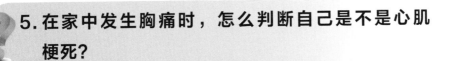

5. 在家中发生胸痛时，怎么判断自己是不是心肌梗死？

胸痛是一种常见但又具有严重危害的症状，心肌梗死是导致胸痛的原因之一。心肌梗死是由于冠状动脉阻塞引起的心肌组织缺血和坏死。以下情况下，如果患者出现胸痛，特别是伴随着其他症状时，应高度怀疑为心肌梗死：

①胸痛性质。心肌梗死的胸痛通常描述为剧烈、压迫性或压榨

感，并可能持续数分钟至数小时，甚至更长时间。这种疼痛通常不会因休息或服用药物而缓解。

②放射痛。心肌梗死的胸痛有时会向左肩、左臂、颈部、下巴或背部放射。因此，如果患者出现胸痛伴随着这些部位的不适感，可能是心肌梗死的征兆。

③伴随症状。除了胸痛外，心肌梗死还可能伴随其他症状，如呼吸困难、恶心、呕吐、出汗、头晕或晕厥。这些症状可能是心肌梗死的警告信号。

④危险因素。有些人更容易患心肌梗死，如年龄大、有"三高"、肥胖、吸烟、缺乏运动、有家族史等，如果存在这些危险因素，出现胸痛时，更要警惕可能是心肌梗死引起的。

⑤先兆症状。有时心肌梗死发生前会出现一些先兆症状，如不明原因的疲劳、胸闷，不规律的心跳或心悸。患者如果出现这些先兆症状，又突然出现胸痛时要考虑心肌梗死的可能性。

⑥情境。心肌梗死的胸痛有时会在活动或情绪激动后发生，但也可能在休息时出现。如果患者胸痛与活动或情绪激动有关，并伴随着上述其他症状，要考虑心肌梗死的可能性。

综上所述，胸痛是一种症状，可能是心肌梗死等严重疾病的征兆。患者在出现胸痛时，尤其是伴随着上述其他症状或危险因素时，要及时就医并接受专业的评估和治疗，以避免可能发生的严重后果。

查出心脏有问题，没有症状也需要去医院吗？

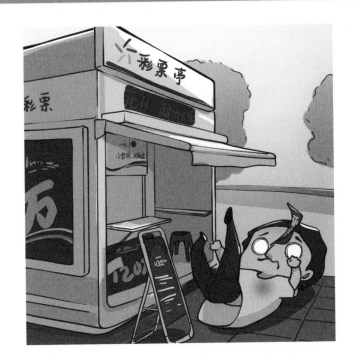

6.怀疑自己可能患有冠心病，需要做哪些检查？

当患者怀疑自己可能患有冠心病时，可做以下检查：

①抽血化验：心肌酶相关检查可发现早期心肌梗死，同时血脂、血糖的相关化验，可发现诱发冠心病的高危因素。

②心电图：观察心脏电活动是否发生特异性变化，当发生心肌缺血时，心电图可表现为有定位的动态ST-T改变，可以帮助诊断冠心病。

③心脏彩超：看清心脏结构，能较准确地测定患者的心功能，对冠心病诊断与鉴别有很大的帮助。

④冠脉血管造影（CTA）：冠脉CTA可以通过检测冠状动脉的钙化情况，预测冠状动脉是否存在狭窄及狭窄的部位和程度，如看

不到钙化斑可排除冠心病。

⑤冠脉造影：冠脉造影是目前诊断冠心病的"金标准"，通过心导管造影可以清楚判断冠状动脉有无病变、病变范围及严重程度。

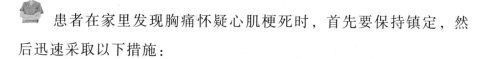

7.在家中发生胸痛怀疑自己心肌梗死了，应该怎么办？

患者在家里发现胸痛怀疑心肌梗死时，首先要保持镇定，然后迅速采取以下措施：

①拨打急救电话。立即拨打当地的急救电话号码，如"120"，告知急救人员自己的症状和情况，包括胸痛的性质、持续时间以及其他不适感。

②停止活动。如果在进行体力活动时出现胸痛，立即停止活动，并尽量静卧。过度活动可能会加重心脏负担，加剧症状。

③服用急救药物。如果医生曾经开具了硝酸甘油或其他心脏急救药物，按照医嘱服用。这些药物可以帮助扩张心血管，减轻胸痛。

④保持通风。确保室内通风良好，打开窗户让新鲜空气流通。充足的氧

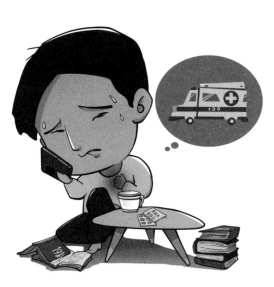

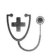

气有助于缓解症状。

⑤避免激动。尽量保持情绪稳定，避免激动或惊慌。焦虑和紧张可能会加重症状，增加心脏负担。

⑥耐心等待。期间，尽管可能会感到焦虑，但等待急救人员的到来是最重要的。他们具有专业的医疗知识和装备，能够及时处理紧急情况。

⑦不要吃东西或饮水。在等待急救人员到达期间，不要吃东西或饮水，以免影响后续的医疗处理。

8.冠心病不治疗会有什么后果？

患者如果确诊冠心病，没有进行相关的正规治疗，可能导致以下结果：

①反复发生心绞痛，严重时会发生心肌梗死，会导致严重并发症，如心脏破裂、急性心力衰竭、心源性休克、心脏骤停，甚至猝死等。

②如发生急性心肌缺血，或长期慢性缺血，可能会导致心肌重构，会诱发各种心律失常。

③长期心肌缺血会导致缺血性心肌病，从而导致慢性心力衰竭，表现为反复胸闷气喘，甚至下肢水肿、胸腔积液、夜间阵发性呼吸困难等。

患者一旦确诊冠心病，必须进行长期的规范化治疗，以使病情保持稳定，从而改善生活质量，防止恶性心血管事件发生，有效改善预后。

9.在医院外如何判断身边人发生了心脏骤停？

识别心脏骤停对于立即采取挽救生命的干预措施至关重要。心脏突然停止跳动，导致流向大脑和其他重要器官的血液停止流动时，患者就会发生心脏骤停。以下是识别心脏骤停的关键迹象：

①突然倒地。患者可能在没有任何征兆的情况下突然倒地或失去反应。

②没有意识。患者对喊叫、摇晃或任何形式的刺激都没有反应，患者看起来没有意识。

③缺乏正常呼吸。患者没有呼吸或只有喘息（无意识呼吸），这是无效的、不正常的呼吸，无法维持生命。

④无脉搏。检测不到心跳或脉搏。可检查颈部颈动脉或手腕桡动脉，然而，对于未经训练的普通人来说，这可能很困难。

⑤青紫。由于缺乏含氧血液，患者的皮肤、嘴唇或指甲可能会变青紫。

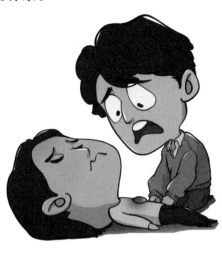

⑥瞳孔扩张。瞳孔可能看起来更大，对光线没有反应。

患者身边的人通过识别心脏骤停的迹象并迅速采取行动，可以对被救治者的预后产生至关重要的影响。

10. 什么是心肺复苏?

心肺复苏（CPR）是指对心跳、呼吸突然停止的患者，采取的让其恢复自主呼吸和自主循环的一种紧急的医疗救治措施。心肺复苏往往包括三个因素：人工呼吸、胸外按压、心脏的电复律也就是电除颤。通常在院前普通民众能够进行的就是人工呼吸和胸外按压，在有自动体外除颤器（AED）的情况下，可以进行电除颤。医生到达以后，就要给予高级的生命支持，比如气管插管、建立静脉通路、给点滴、给抢救的用药。通常大家知道的都是前半部分，就是院前急救的心肺复苏。

11. 心肺复苏术包括哪两个关键组成部分?

（1）胸部按压

①目的。手动泵送心脏，维持血液流向重要器官，尤其是大脑和心脏。

②技巧。将一只手的掌根放在患者胸部的中央，胸骨的下半部上。将另一只手的掌根置于第一只手的上面，双手交叉。手肘伸直，使双肩位于双手的正上方，用上半身的重量压迫胸部。以每分钟100~120次的按压速度按压胸部，每次按至5~6厘米深。让胸部在两次按压之间完全回弹，尽量减少按压中断。

（2）急救呼吸

①目的。为患者的肺部提供氧气。

②技巧。30次胸外按压后，进行2次急救呼吸。将患者的头部稍稍向后倾斜（仰头提颏法）以打开气道。用放在前额的手的拇指和食指捏紧其鼻子，正常吸一口气（不必深吸），用嘴唇封住患者的口周，形成一个密封。做一次持续约1秒的呼吸，注意胸部是否抬高。胸部下垂后再做一次呼吸。

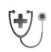

 ## 12. 如何救治医院外心跳、呼吸骤停患者？

①评估情况。首先救治者要确保环境安全。救人的前提是一定要保障自身的安全，避免自身陷入险境。如果现场环境不安全，如火灾现场、十字路口等，存在安全隐患，要先将患者转移到安全地点或设置安全警戒后方可施救。其次，通过轻轻呼喊和摇晃来检查患者的反应能力。然后，寻找正常的呼吸。如果患者没有呼吸或只是喘息，救治者须立即对其进行心肺复苏术。

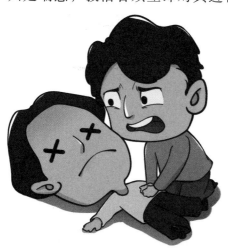

②呼叫帮助。拨打紧急服务电话（如"120"）或要求其他人这样做。

③开始胸部按压。将手正确地放在患者的胸部，并以适当的深度和速度开始按压。

④提供急救呼吸（如果经过培训并且愿意提供急救呼

吸）。按压30次后，如前所述进行2次急救呼吸。

⑤继续心肺复苏术。持续进行30次按压和2次呼吸的循环，直到急救医务人员到达、AED可以使用或患者出现生命迹象。

13.如何正确使用自动体外除颤器？

自动体外除颤器（AED）是一种便携设备，可以通过电击帮助恢复心脏的正常节律。AED设计简单，易于操作，即使没有医学背景的人也可以使用。正确使用AED的步骤如下：

①打开AED。首先打开包装，开启AED设备的电源。有些AED设备会在打开盖子或箱子时，自动开启。接下来按照提示，进行下一步操作。

②贴上电极贴片。根据AED的指示，将电极贴片贴在患者的胸部。通常一片电极贴片放置在右上胸（锁骨下方），另一片电极贴片放置在左下胸（左乳头外侧），电极片的上缘位于腋下几厘米。确保电极贴片与患者皮肤紧密接触，并且皮肤干燥。

③分析心律。让AED分析患者的心脏节律。在分析过程中，确保所有人都不要接触患者，以免干扰分析或受到电击。如果AED检测到需要电击，它会发出指示。

④电击。如果AED指示需要电击，先确保所有人都离开患者，然后按下电击按

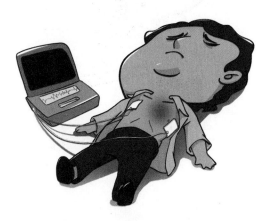

钮。电击后，AED会继续分析心律，须按照设备的指示进行操作。如果不需要电击，AED也会有相应的提示。

⑤继续心肺复苏。无论是否进行了电击，都应该立即继续心肺复苏。按照30次胸外按压和2次人工呼吸的比例进行，直到AED再次提示分析心律或专业急救人员到达现场。

14.冠心病与急性心肌梗死有什么区别？

冠心病是指冠状动脉发生粥样硬化引起管腔狭窄或闭塞，导致心肌缺血、缺氧或坏死从而引起的心脏病，也称缺血性心脏病；心肌梗死则是指当冠状动脉较大的分支完全闭塞（血栓形成）的时候，这条血管供应的心肌得不到血液营养而坏死。冠心病是一个大的范围，心肌梗死则是冠心病最严重的后果。心肌梗死发生时，疼痛部位与冠心病相仿，但性质更严重、程度更剧烈，持续时间多超过30分钟，并伴有心律失常、心力衰竭或休克等症状，患者口服硝酸甘油、速效救心丸等药物多不能缓解胸痛症状。

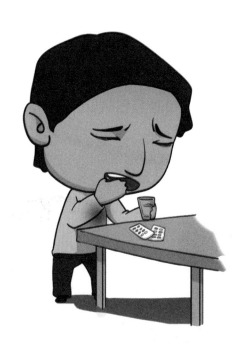

15.冠心病与喝酒关系大吗?

饮酒对人体的影响包括下列几个方面:

①少量或中等量饮酒对血压、心输出量和心肌收缩力影响不大,但可使血管扩张,包括冠状动脉。

②乙醇可提高血中高密度脂蛋白而降低低密度脂蛋白,但大量饮酒可使胆固醇水平升高。

③乙醇可抑制血小板聚集,减轻或防止血栓形成。

④大量饮酒可使心率加快、心肌耗氧量增加、心脏负荷加重,加重或诱发心肌缺血、心律失常或心肌梗死等。

⑤乙醇可直接损伤心肌,造成心肌能量代谢障碍。

综上所述,饮酒对于冠心病的影响可谓弊大于利,适量饮酒可以升高高密度脂蛋白,对预防冠心病有利,但过量饮酒可增加出血性中风的危险性,还可使高血压发病率增加,需要把握好饮酒的"度"。建议冠心病患者戒酒。

16.不抽烟不喝酒,为什么也会得冠心病?

如果一个患者不抽烟不喝酒,却确诊冠心病,这可能与性别、年龄、遗传等不可控因素有关。比如,女性在绝经期前雌激素的保护作用下,很少会患上冠心病,但是过了绝经期之后,就需要提高警惕了。另外,长时间、高负荷的工作,容易激动生气,高糖、高脂、高盐的饮食习惯，也是冠心病的危险因素。

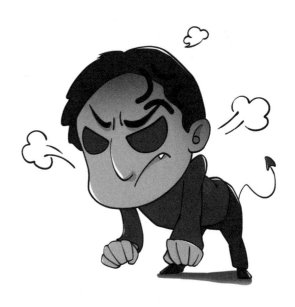

 17.年轻人会得冠心病吗？

年轻人是会得冠心病的。虽然冠状动脉粥样硬化属于年龄相关性疾病，但是有些年轻人有不良生活习惯，例如暴饮暴食、熬夜、抽烟、喝酒等，所以患冠心病的比例也越来越高。年轻人得冠心病除了本身有冠心病家族遗传史外，更多是与自身不良的生活方式有关。年轻人往往工作和生活压力大，经常处于精神应激状态，生活没有规律，而且体育运动比较少，不合理的饮食习惯会导致肥胖、血脂升高以及血糖升高，再加上经常疲劳、熬夜、睡眠不足，这些都是冠心病的诱发因素。因此，年轻人也不能存在侥幸心理，要保持良好的生活习惯和生活作息，避免出现冠心病的高危因素。

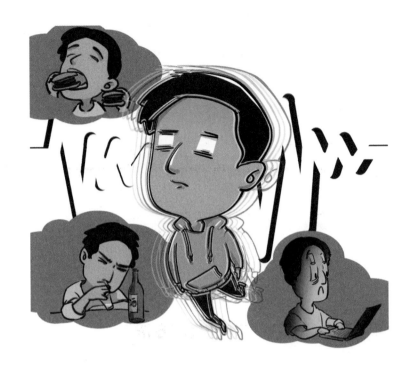

18. 怀疑得了冠心病，通过什么检查可以确诊？

 普通的心电图检查、CT等影像学检查、冠状动脉造影检查，都是比较常见的检测冠心病的方法。

①心电图检查。怀疑自己有冠心病，一定要及时去医院进行心电图检查，查看自身有没有心肌缺血的表现。如果做普通的心电图是正常的，那么还可以监测运动心电图，也就是说查看一下运动以后的心电图有没有改变。经过运动以后冠心病可能会诱发心绞痛，从而出现心电图的改变，所以心电图是一个比较好的诊断方法。

②CT等影像学检查。冠心病可以通过心脏CT或者是加强CT来进行检查，这样可以直观地检查冠状动脉有没有出现狭窄或者闭

塞的情况。一般通过CT检查，能够确诊是否患有冠心病。如果有冠心病，需要长期服药进行治疗，控制自身的血脂水平，预防血小板的聚集，这样才能够缓解血管狭窄导致的血栓、供氧不足等情况。冠脉CT确实是很好的筛查冠心病的方法，但是其在评判狭窄程度等的准确性上稍逊于冠状动脉造影检查。

③冠状动脉造影检查。这种检查是诊断冠心病的"金标准"，能够评价冠脉狭窄程度，评估冠心病发展的程度。患者如果病情比较严重，还可以在做完造影以后进行介入治疗放入支架；如果病情比较轻微，可以采取药物治疗，控制病情。

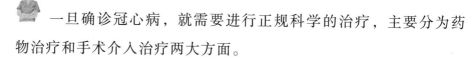

19. 得了冠心病，有哪些治疗方法？

一旦确诊冠心病，就需要进行正规科学的治疗，主要分为药物治疗和手术介入治疗两大方面。

（1）药物治疗

①抗心肌缺血药物，主要目的是减少心肌耗氧量（通过减慢心率或减弱左心室收缩力）或扩张冠状动脉，缓解心绞痛发作。

②抗血小板聚集药物，抑制血小板聚集或血栓形成。

③抗凝药物，视病情需要使用，比如急性心肌梗死患者。

④调脂药物，具有抗炎和稳定斑块作用，能降低冠心病患者死亡率和心肌梗死发生率。

⑤改善心肌重构药物，可使冠心病患者的心血管死亡、非致死性心肌梗死等主要终点事件的相对危险性显著降低。

此外，一些患者还需要用胃黏膜保护剂，比如泮托拉唑钠肠溶片、雷贝拉唑钠肠溶片等，一些中成药如丹参滴丸等。

（2）介入治疗

主要针对急性冠脉疾病或药物保守治疗不佳的患者。介入操作主要由专业医务人员在介入导管室进行，多采取经桡动脉或股动脉穿刺入路进行，通过导管将造影剂注入冠脉，再评估冠脉的病变情况，根据造影结果决定是否需要进行冠脉支架植入治疗（PCI）或球囊扩张成形术（PTCA）。如无法行心内介入治疗，可考虑心脏外科行冠脉搭桥治疗。

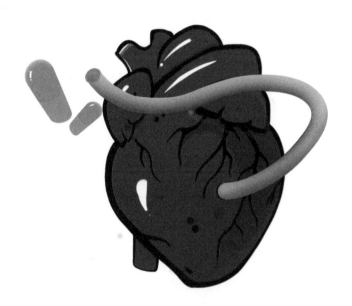

 20.冠心病药物治疗的原则有哪些？

①个体化治疗。根据患者的具体情况，包括病情的严重程度、伴随疾病、药物耐受性等因素，制订一套个性化的治疗方案。

②综合治疗。冠心病的治疗不仅仅是通过药物，生活方式的改

变也很重要。对于平时在饮食上重油重盐的生活习惯，清淡饮食显得格外重要。喜欢抽烟、喝酒、熬夜的患者必须做出改变。另外，得了冠心病之后并不意味着再也不能运动，特别是严重冠心病的患者，在正规药物治疗的基础上，循序渐进地增加运动也非常重要。

③动态调整。患者服用药物一段时间后需要根据情况调整相应的药物种类以及剂量。比如，冠心病支架治疗术后的患者在服用双联抗血小板治疗一年后需要停用一种抗血小板药物，而通过药物球囊介入治疗的冠心病患者则术后3~6个月停用一种抗血小板药物。

④长期管理。冠心病是一种慢性病，从确诊开始就要进行科学治疗，有的药物需要终身服用，有的药物需由医生根据患者定期复查的结果调整剂量。

 21. 抗心肌缺血药物有哪些？

 抗心肌缺血药物可细分为三类：

①硝酸酯类药物，包括单硝酸异山梨酯和二硝酸异山梨酯等。此类药物可以扩张静脉，降低心脏前负荷，并降低左心室舒张末压、降低心肌耗氧量，改善左心室局部和整体功能。但是这类药物有个常见的副作用，那就是易导致低血压，因此患者用药期间要注意监测血压，当出现头晕不适时也要记得测量血压。

②β受体阻滞剂，包括美托洛尔、索他洛尔等。此类药物通过降低心率而降低心肌耗氧量，减少心肌缺血反复发作，减少心肌梗死的发生，对于改善近、远期预后均有重要作用。但是高度房室传

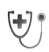

导阻滞、窦房结功能紊乱、支气管痉挛或支气管哮喘患者慎用。另外，患者用药期间应注意监测心率，静息状态不能低于55次/分。

③钙通道阻滞剂，分为二氢吡啶类和非二氢吡啶类两种。二氢吡啶类包括硝苯地平、氨氯地平等，非二氢吡啶类包括地尔硫卓、维拉帕米等。此类药物可抑制心肌收缩，减少心肌氧耗，扩张冠脉，解除冠脉痉挛，改善心内膜下心肌的供血，扩张周围血管，降低动脉压，减轻心脏负荷，改善心肌微循环。此类药物特别适用于冠状动脉心肌桥，即一种冠状动脉行走于心肌内的心脏病。其常见副作用有外周水肿、便秘、心悸、面部潮红等，此药对血压也会有影响，患者服用期间要注意监测血压。

22.抗凝药物有哪些？

通俗地讲，抗凝就是阻止血液凝固，抗凝药物可用于防治血管内栓塞或血栓形成的疾病，对治疗冠心病同样有效。对于急性心肌梗死的患者，在抗血小板聚集药物治疗的基础上需常规接受抗凝治疗。常用抗凝药包括普通肝素、低分子肝素、磺达肝癸钠和比伐卢定等，此类药物最大的副作用就是出血，包括胃肠道出血、皮肤黏膜出血等。患者在使用过程中需要多加小心。

23.何为双抗？何为三抗？

双抗是指两种抗血小板药物联合使用，一般是指冠心病患者需要行介入治疗的用药方式。一般情况下，患者在行药物球囊治疗后需双抗半年，支架介入治疗后需双抗1年，后面暂停一种，以另外一种抗血小板药物长期维持治疗。

三抗是指双抗血小板药物联合一种抗凝药物，一般是指急性冠脉综合征患者尤其是急性心肌梗死的患者，在入院行介入治疗后的治疗方式。患者一般术后缓慢停用抗凝药物，双抗血小板治疗一段时间后改单抗。冠心病合并心房颤动的患者，在行支架介入治疗后需要双抗血小板联合一种抗凝治疗，遵医嘱选择停药时间及停药种类。

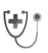

24.调血脂药物有哪些？

首选药物是他汀类，包括阿托伐他汀、瑞舒伐他汀等。此类药物具有降低血脂的作用，也有延缓斑块进展和稳定斑块的作用，当冠状动脉血管壁的脂质斑块不再进一步向血管"突出"，血管管腔就暂时保证了血流通过，也就意味着冠心病进展暂缓。对于冠心病患者来说，血脂检查结果没有"箭头"并不意味着治疗达标了，患者需要更严格地控制血脂水平，控制低密度脂蛋白水平。

25.为什么他汀类药物都要睡前服用？

首先我们要了解他汀类药物是一种降脂药，而血脂的合成是在肝脏中发生的，这是一个复杂的过程，在这个过程中需要一种特别的酶，这种酶在晚上的时候活性最强，因此患者需要晚间在血脂生成最有效的时期，通过药物减慢这个速率，降低血脂水平。另外，并不是所有的他汀类均需要睡前服用。以下是常见他汀类药物的服用时间。

药物名称	商品名	用药时间
阿托伐他汀	立普妥	任意时间
瑞舒伐他汀	可定	任意时间
洛伐他汀	美降之	睡前
辛伐他汀	舒降之	睡前
普伐他汀	普拉固	睡前
氟伐他汀	来适可	睡前

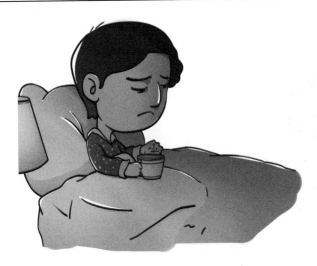

 ## 26.改善心肌重构的药物有哪些？

改善心肌重构的药物长期服用可降低心血管事件的发生率，对于心脏结构发生改变的患者可一定程度上逆转心脏重构，使心脏"恢复"原来的形态。此类药物主要包括血管紧张素转换酶抑制剂

（ACEI，包括贝那普利、依那普利等）、血管紧张素受体拮抗剂（ARB，包括厄贝沙坦、缬沙坦等）和血管紧张素受体脑啡肽酶抑制剂（ARNI，沙库巴曲缬沙坦）。但是需要注意，双侧肾动脉狭窄、肌酐大于264微摩尔/升、高钾血症是用药的禁忌证。另外，ACEI类药物可导致刺激性干咳、血管性水肿。在用药期间如出现上述不适，应及时就诊更换药物。

27.什么是冠脉造影检查？

冠状动脉造影是诊断冠心病的一种常用而且有效的方法，是一种安全可靠的有创诊断技术，目前被认为是诊断冠心病的"金标准"。

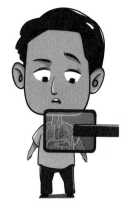

冠脉造影检查就像是给心脏拍X线片，简单地讲，就是医生在患者的手臂（手腕）或腿部插入一根导管，通过导管注入一种特殊的染料，然后通过X线观察心脏的血管是否堵塞。

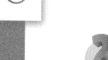

28.哪些患者需要做冠脉造影检查？

①怀疑有冠心病，无创检查不能确诊的。

②药物治疗效果不佳，准备非药物治疗的冠心病患者。

③急性冠脉综合征患者拟行介入治疗的。

④既往接受过冠脉支架植入、外科搭桥、药物溶栓者，随访明确血管情况的。

⑤部分患者做心脏外科手术前，或者是特殊职业需要评估冠状动脉情况的。

29.做冠脉造影检查有哪些注意事项?

（1）手术前

①完善术前相关检查，如抽血化验、心电图、心脏彩超、胸片、动态心电图等。

②术前饮食：冠脉造影患者术前无须禁食禁饮，但需控制食物的种类和数量，尽量食用一些清淡的流质食物，如面条、稀饭等。

③术前请把贵重物品交给家属妥善保管，如有假牙、项链、手表以及各种金银首饰等也要摘除。

（2）手术后

桡动脉冠脉造影术后，患者手腕上会使用压迫器止血，不同的设备有不同的压迫方法和注意事项。

30.什么是冠脉介入治疗?

打个比方，冠脉介入治疗（以下简称介入治疗）就像是医生在患者的血管里安装一个"管道"，通过这个"管道"来修复患者身体里的"问题"。

它通过导管技术，将特殊的医疗器械送入患者的冠状动脉，以解除或减轻冠状动脉狭窄或阻塞。这种治疗方法的目的是恢复冠状动脉的血流，缓解心绞痛，改善心肌缺血，防止心肌梗死等严重并发症。常见的介入治疗包括冠状动脉球囊扩张术（PTCA）和冠状

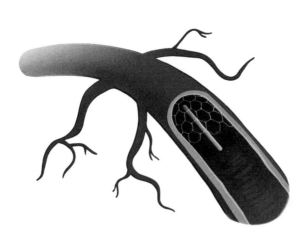

动脉支架植入术（PCI）。这些方法都是通过球囊在冠状动脉狭窄部位内扩张或放置一个小型的金属网架，来支撑血管壁，保持血管通畅，从而改善心脏的血液供应。

 31.冠脉介入治疗患者需要做哪些术前准备？

　　首先，做一个全面的身体检查，确保身体状况适合进行手术。然后，穿上医院提供的手术服，戴上口罩和帽子，以保持手术环境的清洁。

 32.做介入手术会不会很疼？

　　介入过程中，医生会使用麻醉药，所以患者不会感到疼痛。当然多数情况下是局部麻醉下行介入手术，并非一般人想象中的毫

无感知的深麻醉状态。手术后，患者可能会有一些不适感，必要时医生会开一些止痛药来帮助患者缓解疼痛。而且，随着伤口的愈合，疼痛会逐渐减轻，最后完全消失。

33.什么是冠状动脉支架植入术?

冠状动脉支架植入术（PCI），是一种微创心脏手术。简单来说，就是在不开刀的情况下，一个小小的"铁架子"通过血管被送到心脏的冠状动脉里，将狭窄的血管撑起来，帮助改善心脏供血。

34.手术过程是怎样的?

首先，医生会在患者的手腕或大腿根部穿刺，插入一根细长的导管。然后，通过X线透视，将导管沿着血管一路推进，直到抵达冠状动脉的狭窄或堵塞部位。接下来，医生会通过导管送入一个特殊的"铁架子"——冠状动脉支架。支架到达目标位置后会被展开，用以撑开狭窄的动脉，恢复血流通畅。最后，医生收回导管，手术结束。

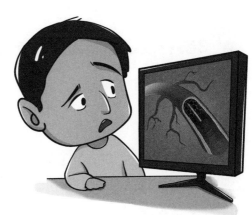

35.什么是冠状动脉球囊扩张术?

冠状动脉球囊扩张术（PTCA），是一种治疗冠心病的微创手术。简单来说，就是通过在血管内插入一个"气球"，然后给气球充气，使血管扩张，从而改善心脏的血液供应。

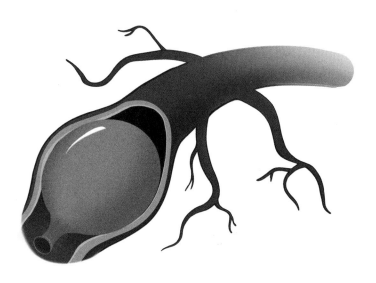

36.什么是冠状动脉血管内超声?

冠状动脉血管内超声（IVUS），是一种通过导管技术将微导管超声探头送入血管内部进行观察的检查方法。简单来说，就是把一个叫作"超声探头"的小家伙，放进患者的心脏血管里，看看里面都有什么情况。

37.为什么要做冠状动脉血管内超声检查？

　　冠状动脉 IVUS 可以帮助医生更准确地了解患者冠状动脉的病变情况，包括狭窄的程度、斑块的性质等。这对于制订治疗方案、评估手术效果等都有很大的帮助。就好比我们去医院看病，医生会根据 X 线片来判断病情，而冠状动脉 IVUS 就像是给 X 线片加上了"高清版"。

38.冠状动脉血管内超声检查有没有什么风险？

　　虽然冠状动脉 IVUS 是一种微创手术，但仍然存在一定的风险，比如可能会引起血管损伤、出血等并发症。不过，这些风险都是非常小的，患者只要按照医生的建议做好术前准备和术后护理，就能大大降低风险。所以，放心去做吧！

39.什么是冠状动脉 OCT？

　　冠状动脉 OCT，是一种通过光学技术对血管内部进行高分辨率成像的检查方法。简单来说，就是把一个叫作"光学显微镜"的小家伙，放进患者的心脏血管里，看看里面都有什么情况。

40.为什么要做冠状动脉OCT检查？

冠状动脉OCT可以提供血管内壁及斑块的直接影像信息，图像分辨率更高，能够准确判断斑块形态和性质，确定支架落脚点尺寸。

41.做完冠脉介入手术后，需要吃药吗？

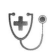

需要继续吃药。虽然冠脉介入可以清理堵塞的"垃圾"，但是如果不注意饮食和生活习惯，这些"垃圾"可能会再次堆积起来。所以，为了保持心脏的健康，患者需要继续按照医生的建议吃药。

42.做完冠脉介入手术后需要吃哪些药？

做完冠脉介入后，医生通常会给患者开一些抗血小板药物，比如阿司匹林、氯吡格雷等。这些药物可以帮助防止血液凝固，减少血栓的形成。此外，如果患有高血压、高脂血症等疾病，医生可能还会开一些降压药、降脂药等。

43. 做完冠脉介入手术后需要注意什么？

①术后首先要做的就是定期复查，包括血小板、肝肾功能、血压、血糖、血脂等指标，还要做心电图等检查，以确保身体恢复正常。

②注意饮食，要控制糖和盐的摄入，多吃蔬菜水果，少吃高脂肪、高糖的食物。

③注意运动，适当的心肺运动能够帮助身体恢复。

④保持积极乐观的心态，避免焦虑和抑郁。

44. 冠心病介入治疗后多久可以恢复正常生活？

每个人的恢复速度是不同的。一般来说，大多数人在术后1~2周就可以进行日常生活活动，但是必须遵循上述的注意事项。在这期间，患者应该听从医生的建议，逐渐增加活动量，直到完全恢复到正常的生活。但是，具体的恢复时间还需要根据身体状况、年龄、性别和其他相关因素进行评估。

45. 术后要吃的药物有许多，应该注意什么？

①按照医生的建议，定时定量地服用药物。抗血小板药物、

降脂药、降压药等都可以降低心血管事件发生的风险。

②任何药物都可能有副作用，一定要定期到医院检查，如果感到不适，应立即告知医生。

③千万不能私自停药。

46.如果术后想出去旅游怎么办呢？

冠心病介入术后患者并不是不能旅游，但是需要提前做好准备。比如，需要带上足够的药物，还需要准备一份详细的旅行计划，以便在出现问题时能及时就医。

47.支架是金属类物质，会影响安检吗？

冠状动脉支架为微米级别金属丝结构，不会引起安检金属检测仪报警。

48.术后可以喝酒吗？

早在20世纪，国际癌症协会及世界卫生组织等权威部门就已经将酒精列为一类致癌物。酒精对人体有明确的致癌作用，动物试验和人群流行病学调查都已确认。冠心病患者应当戒掉饮酒习惯，术后更不可以喝酒。

49.术后可以吃辣椒吗？

 　　术后可以吃辣椒，但是一定要适量。过多的辣椒会刺激胃黏膜，导致胃部不适，所以患者一定要控制好自己的食欲。饮食对于冠心病患者来说是一个不可忽视的部分。患者宜选择低盐、低脂、低糖的食物，这样可以帮助降低血脂和减少动脉硬化的风险；多吃蔬菜、水果和全麦食品，这些食物富含纤维，有助于维持健康的消化系统；同时，尽量避免高脂肪、高热量、油炸和烧烤的食物，这些都可能对心脏造成额外的负担。

50.术后可以做剧烈运动吗？

 　　术后并不是不能做运动，但是一定要适度。手术后的身体需要时间来修复和恢复。在这段时间里，充足的休息是至关重要的。剧烈的运动或重体力劳动，可能会导致身体过度劳累或引发其他健康问题。随着恢复的进展，患者可以在医生的建议下逐渐增加日常活动量，如散步、慢跑等，这不仅有助于恢复体力，还能提高心肺功能。

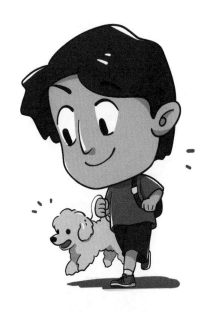

51.术后可以抽烟吗?

无论是术前还是术后，都不可以抽烟。烟草中的尼古丁会引起血管收缩，增大心脏的负担；很多研究都证明，烟雾中的众多有害物质会损伤血管内皮，加重冠状动脉狭窄，所以一定要戒烟。

52.术后需要控制体重吗?

需要。保持一个健康的体重是非常重要的。过重或肥胖都会增加心脏的负担。通过合理的饮食和适当的运动，患者可以有效地控制体重。

53.为什么要特别注意定期检查?

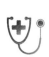

定期的医学检查是确保身体健康的关键。通过心电图、血压、血脂等相关检查，医生可以判断患者用药后的大概情况，根据患者的检查结果调整后期用药，当然也可以及时发现并处理潜在的健康问题。所以，定期复查是非常重要的。

54.冠心病介入治疗后如何预防复发？

①坚持药物治疗。长期服用医生建议的药物是预防复发的关键。这些药物可以帮助患者降低心血管事件发生的风险。

②改善生活方式。健康的生活方式是预防冠心病复发的基础。合理的饮食、适量的锻炼、戒烟限酒、控制体重以及保持良好的心理状态都是非常必要的。

③管理慢性病。如果患者还有其他慢性疾病，如糖尿病或高血压，那么规范的治疗是非常重要的。这不仅可以帮助患者控制这些疾病，还可以降低心血管事件发生的风险。

55.植入冠状动脉支架的患者可以做核磁共振检查吗？

支架主要材料为不锈钢或一些记忆金属如镍钛合金、钴铬合金等，也有的冠脉支架为可吸收材料，如高分子材料及可吸收金属材料。核磁共振这个设备就好像人造磁场一样。我们早期应用的冠脉支架是不锈钢材质，在高磁场下确实存在产热问题，一般建议，对于长度较短的孤立支架，可以在两月后进行1.5T以下的核磁检查。目前在临床使用的大部分冠脉支架由合金制成，是非磁性或弱磁性的，移位或变形的可能性极小。至于发热，人体的血液流动就会带走部分热量，轻微升温对血管的影响可以忽略不计。所以，植入冠脉支架的患者基本不用担心做核磁共振检查。

56.什么是冠脉搭桥术？

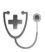

冠脉搭桥手术是冠状动脉旁路移植术（CABG）的俗称，是一项用于替换梗阻的冠状动脉的手术。从名称可知，其是使用患者自身血管，将狭窄冠脉的远端和近主动脉连接起来，利用这个"桥"让血液绕过狭窄的部分，到达缺血的部位，从而改善心肌供血，达到缓解心绞痛症状、改善心功能、提高患者生活质量和延长生命的目的。用作桥的血管是患者的胸廓内动脉、大隐静脉、桡动脉等。

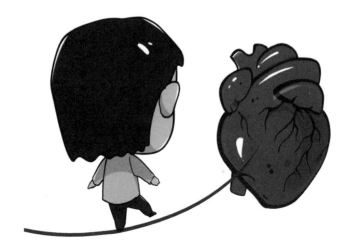

57.哪些情况下患者需要进行冠脉搭桥手术？

①左主干病变，狭窄度大于50%，三支病变或累及左室前降支近段的双支病变。这些属于高危病变。

②冠状动脉造影证实有严重三支病变，特别是当伴有左心功能不全，射血分数小于50%的急性心肌梗死。

③三支或多支血管弥漫性病变，伴有左心功能减退。

④急性心肌梗死伴有心源性休克。

⑤介入治疗失败，或者冠脉搭桥后再出现狭窄。

⑥心肌梗死后出现心脏破裂、心包填塞、室间隔穿孔或乳头肌断裂、二尖瓣关闭不全等情况，需要急诊手术或在全身情况稳定时进行手术。

⑦室壁瘤形成后，可以切除室壁瘤同时进行冠脉搭桥手术。

⑧患者有糖尿病，尤其是放支架后再度狭窄可能性很大。

⑨搭桥术后心绞痛复发。

在决定是否进行冠脉搭桥手术时，医生会综合考虑患者的病史、症状、体检结果以及各种辅助检查，如心电图、胸部X线、心导管检查（冠状动脉造影）、负荷测试、超声心动图等。此外，患者的年龄、一般健康状况、家族史等因素也会被考虑在内。如果其他治疗选择效果有限，CABG可能是一个有效和可行的选择。

58.冠心病患者放支架好还是做搭桥手术好？

内科介入支架和外科手术搭桥都有其适应证，患者需根据冠脉病变的具体情况，严格把握各自的适应证。支架介入的优点为创伤小、恢复快、价格低，是药物治疗之后比较广泛的选择。然而任何技术都有一定局限性。单支血管病变且病变局限者，比较适合冠脉支架介入。合并糖尿病、左主干病变、多支血管病变、累及范围较广的弥漫性病变、重要部位病变介入风险较高者适合冠脉搭桥手术。患者最终决定做何种手术还要综合考虑手术风险与获益之间的平衡、自己的意愿和经济因素等。

59.曾经放过多个支架的患者能做搭桥手术吗？

曾经放过多个支架的患者能否进行搭桥手术，需要根据患者的具体情况来决定。以下是一些可能影响决策的因素：

①患者的血管条件。如果患者的冠脉病变呈严重弥漫钙化、扭曲，合并支架术式复杂（左主干、分叉、慢性闭塞等），搭桥治疗较好，但需要视具体情况而定。

②患者的自身情况。外科搭桥手术术前要充分评估患者的手术风险。高风险因素包括高龄、肾功能不全、慢性阻塞性肺疾病、糖尿病、心脏外科手术病史、心衰、陈旧心肌梗死病史、手术复杂程度等。

③考虑预后。支架植入术与搭桥手术相比，再次手术比例明显升高，这往往与支架术后再狭窄相关，药物支架时代支架内再狭窄的比例大概是10%以内。

④患者的其他健康状况。如果患者存在一种手术方式的禁忌，则优选另一种没有禁忌证的手术方式。如果不适合植入支架，强化药物治疗后也无法控制病情，少部分适合的患者也可以考虑二次开胸搭桥。

⑤患者是否已经搭过桥。曾经接受过冠脉搭桥手术者，医生多不建议二次开胸搭桥，因为严重的心包粘连会明显增加手术的

难度和风险。如果冠脉条件允许，医生会考虑进行介入手术植入支架。

60. 80岁以上老人还能做搭桥手术吗？

可以做，但是手术风险会增加。其实对很多手术来说年龄都是手术的危险因素之一。据统计，搭桥的强危险因素就是年龄，高龄患者术后死亡率更高。但是也要根据个人实际情况评估。由于各种积极原因，人口总体寿命是在不断延长的，即便是80岁以上高龄，身体健康，综合体质良好者，仍然可以进行冠脉搭桥手术，亦有结果较为良好的报道。

61. 冠脉搭桥手术中用作搭桥的材料是什么？

与其他较大血管材料不同，搭桥手术只能用自身的动脉或者静脉进行，其中静脉血管常用位于腿部的大隐静脉、小隐静脉；常用的动脉血管是胸廓内动脉（乳内动脉）、位于小臂的桡动脉、胃网膜动脉等。

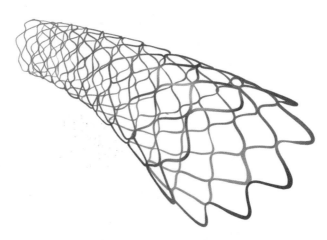

动脉桥通常指的是乳内动脉或桡动脉，而静脉桥则通常指的是大隐静脉。乳内动脉作为桥血管时，其远期通畅率较高，10年通畅率在90%以上，通常被认为优于大隐静脉。桡动脉作为桥血管，其一年通畅率为90%，5年通畅率为84%，近年来由于手术技术的改进和使用钙通道阻剂药防止血管痉挛，以及术后抗凝治疗，桡动脉通畅率大为提高。

静脉桥，尤其是大隐静脉，是最常用和易于取材的血管，口径较大，长度一般均够用。但是长期效果不如乳内动脉。

总的来说，动脉桥尤其是乳内动脉，因其远期通畅率较高，通常被认为是更好的选择，尤其适用于年轻患者。然而，使用动脉桥可能需要更高的手术技术，并且可能伴随更大的手术损伤。静脉桥手术损伤小些，简单一些，但远期效果比动脉搭桥差些，因此适用于年龄大的患者。在实际的临床决策中，医生会根据患者的具体情况，包括年龄、健康状况、手术风险等因素来选择最合适的血管材料。

运动时要警惕突发心脏疾病

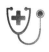

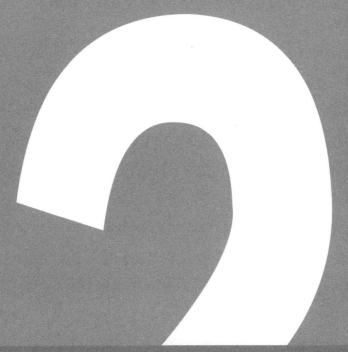

第二篇　主动脉夹层：血管
膨胀变气球，生死
就在一瞬间

1. 主动脉是什么？为什么这么重要？

　　主动脉是人体内最粗大的动脉管，从心脏的左心室发出，向上向右再向下略呈弓状，再沿脊柱向下行，在胸腔和腹腔内分出很多较小的动脉。主动脉是向全身各部分输送血液的主要导管，也叫大动脉。动脉管壁就像个"三明治"，由内层、中层和外层三层结构组成，管壁较厚。内层内表面为单层扁平上皮，表面光滑；中层由弹性纤维和平滑肌组成；外层主要由结缔组织组成。主动脉之所以重要，是因为它是体内最大的血管，长度超过30厘米，最宽处的直径超过2.5厘米，从心脏泵出的血液首先经过这个人体内输送血液的"主干道"，再分支到中等大小的动脉、小动脉、毛细血管，最终带着氧和各种营养物质供给组织细胞。

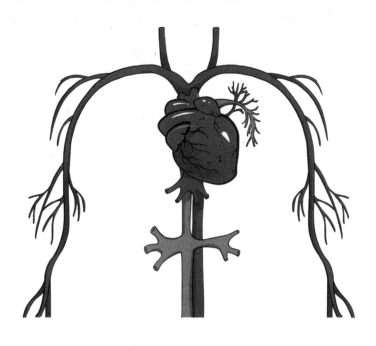

『心』安理得——心血管那些事儿

2.什么是主动脉夹层?

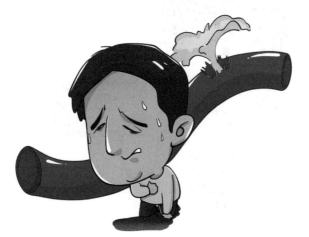

主动脉夹层是指主动脉腔内的血液从主动脉内膜撕裂处进入主动脉中膜,使中膜分离,沿主动脉长轴方向扩展形成主动脉壁的真假两腔分离状态。假腔里仅剩的两层甚至一层膜兜住血液,膜被撑得薄如纸,像撑大的气球,犹如人体的血管炸弹,任何的风吹草动都可能会引爆它,而膜一旦发生破裂,任何抢救基本都是徒劳的。主动脉夹层根据内膜的破口部位及范围分为 A 型和 B 型,其中 A 型死亡率和致残率非常高。

3.为什么说主动脉夹层是人体内的"不定时炸弹"?

主动脉是人体内血流量最大的动脉,血流对内膜的冲击力也大,一旦主动脉内膜出现破口,在血液的冲击下,破口会越来越大,越来越多的血液进入内膜和中膜之间,甚至跑到外膜下。如果足够幸运,外膜一直没有破损,血液就会沿着主动脉纵向延伸,此时的夹层就像长气球。一旦外膜经受不住压力,出现一个小小的破口，血液就会像决堤的洪水冲出血管，导致人体在几秒到十几秒之内大量失血，任何手段都无法挽救生命。A型主动脉夹层一旦发生，随着时间推移，每小时死亡率增加1%；如果不及时手术，48小时的死亡率为50%，一周内死亡率为70%，一个月内死亡率为90%。患者即便上了手术台，据国外统计的数据，死亡风险也有15%~20%。

B型急性主动脉夹层相对"安全"，但是其一年内的死亡率为

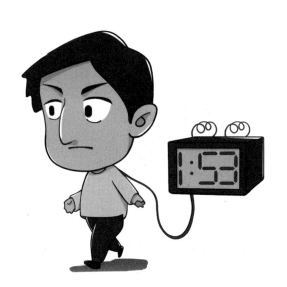

10%左右。对于急性主动脉夹层来说，一旦血管破裂，死亡率可达到100%，因此其完全可以说是"人体内的炸弹"，而到底能否破裂或者何时破裂，则跟很多因素相关（如血压、血管本身条件等），无法预测，因此可说是"不定时炸弹"。

❓ 4.主动脉夹层有什么症状？

本病临床表现多变，大部分患者有突发剧烈胸痛症状。若病情复杂或患者高龄，其症状则多不典型。大部分患者以急性发作的剧烈胸痛起病。疼痛性质多为刀割样、针刺样或撕裂样，通常持续而难以忍受，吗啡等阿片类止痛药治疗效果也不理想。疼痛的主要部位与夹层发生的部位有关：夹层病变累及近端升主动脉时主要表

现为前胸痛，累及升主动脉及主动脉弓时则可出现颈、咽及下颌部疼痛；夹层位于降主动脉时多表现为肩胛区疼痛，腹主动脉夹层形成可引起后背、腹部及下肢疼痛。若疼痛出现迁移，则提示夹层进展；若出现下肢疼痛，则提示下肢动脉可能受累。伴随症状部分患者可出现面色苍白、出汗、四肢皮肤湿冷和灌注不良等类似休克的症状，但真正发生休克的患者并不多。晕厥或意识障碍也可出现，一部分患者甚至以晕厥为首发症状。发生严重的心脏并发症（如心脏压塞、急性左心衰、严重主动脉瓣关闭不全等）者，除晕厥外，还可能出现低血压症状。

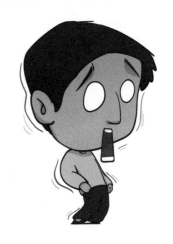

5.都是疼痛，主动脉夹层的疼有什么不同？

很多疾病都可以引起疼痛，不同的组织器官以及部位、疼痛发生的机制都会造成患者对疼痛的感受不同。疼痛的性质主要有刺痛、钝痛、酸痛、胀痛、剧痛、放射痛、跳痛等。皮肤划伤是刺痛或者锐痛；食管及胃病疼痛是烧灼痛；空腔脏器是绞痛；"蛇盘疮"是神经性痛，类似针刺；肌肉是酸痛、胀痛。冠心病引起的疼痛是胸前的压榨性疼痛，类似大石头压在胸前的闷痛，有时候向左肩或后背放射，患者会感觉喘不上气。主动脉夹层的疼痛则是急性发作的剧烈胸痛，疼痛性质多为刀割样、针刺样甚至撕裂样，通常持续而难以忍受，吗啡等阿片类止痛药治疗效果也不理想，而且夹层造成的疼痛的部位是跟夹层累及的范围相关的。

 6.主动脉夹层有哪些危害?

　　主动脉夹层破裂是其最致命的危害，但是即使不破裂，比如B型夹层也有很多危害。如前文所述，主动脉是供应全身血液的"总管道"，一旦发生夹层会影响各个器官，随着夹层范围的扩展，相关症状会逐渐出现。比如，影响脑部供血，患者会表现为意识障碍甚至晕厥；影响冠脉供血会造成严重的心脏并发症（如急性左心衰、严重主动脉瓣关闭不全等）；出血压迫心脏会造成心脏压塞；

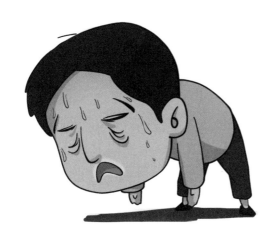

夹层累及腹腔血管，会造成消化道缺血、肾缺血等；夹层再向下肢发展表现为下肢的缺血。部分患者可出现面色苍白、出汗、四肢皮肤湿冷和灌注不良等类似休克的症状。

 7.什么样的人容易得主动脉夹层?

　　确实有部分人有较高的患主动脉夹层的风险。首先是高血压患者，尤其是常年高血压控制不佳者。高血压患者血压常年较高，血管受到压迫与冲击较多，血管内膜越来越脆弱，因此体内血管受血压波动影响，更容易撕裂，导致血液流出两腔分离，形成主动脉夹层。

其次是马凡综合征患者。马凡综合征也称马方综合征，是一种常染色体显性遗传性结缔组织疾病。疾病主要由纤维素原基因缺陷导致，主要体现为对全身结缔组织的影响，包括眼部、心血管和骨骼肌肉部位。此疾病患者的主动脉壁结构强度异常，更容易发生主动脉夹层。患者可能会表现为身体修长，尤其以手指长为特点。美国女排名将海曼就是此病患者，几十年前，她因急性主动脉夹层破裂去世时仅31岁。

第三类就是酗酒者。酗酒者长期饮酒，酒中的乙醇容易使血管脆性增加，血压上升，导致血管破裂风险升高，诱发主动脉夹层。

第四类人数不多，但更加凶险，就是孕妇。本身血压就高的孕妇由于怀孕生理改变，更易发生高血压。在40岁前发病的女性患者中，有50%发生于孕期或产后，合并马凡综合征或主动脉根部扩张者发病风险更高。

其他，还有一些主动脉炎性患者，如巨细胞动脉炎、特发性主动脉炎、白塞病、梅毒患者等。主动脉局部感染或外伤、感染性心内膜炎均能增加发生主动脉夹层的风险。

8. 主动脉夹层病是先天的吗？

要讲清这个问题得先讲讲什么是先天性疾病。先天性疾病简言之就是一出生就有的病。母亲在怀孕期间接触环境有害因素，如农药、有机溶剂、重金属等化学品，或过量暴露在各种射线下，或服用某些药物，或染上某些病菌，甚至一些习惯爱好，如桑拿（蒸汽浴）和饮食癖好，都可能引起胎儿先天异常。这种异常不属于遗传疾病，比如心脏病中的房室间隔缺损、大动脉转位等在胎儿接近娩出之前就存在，但是并不会遗传给下一代。抛开外伤性夹层不谈，其确切的发病机制尚不明了。但目前较为肯定的发病机制为：主动脉中层结构异常和血压变化造成血管壁剪切力增大。这些病理生理改变是在出生后经过相当长的时间形成的，即便是先天的马凡综合征也仅仅是夹层的病因之一，因此主动脉夹层不是先天性疾病。

9.主动脉夹层病遗传吗？

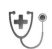

遗传病是指完全或部分由遗传因素决定的疾病，常为先天性的，也可后天发病。可以这么说，遗传病一定是先天的，但是可能后天发病，而先天性疾病不一定遗传。主动脉夹层的发病机制需要两方面，一方面是主动脉本身薄弱，另一方面是高血压等造成的对血管内膜的"破坏力"，实际上主动脉夹层发病是两者共同作用的结果。在现代医学条件下，高血压可以得到控制，主动脉病变则多数是高血压、高血糖、吸烟、酗酒等造成的结果，仅有少数患者是马凡综合征导致。马凡综合征可能由家族遗传，但也有15%~30%的患者是自身突变导致的。综上，主动脉夹层也不算是遗传性疾病。

10. 家里有人得了主动脉夹层，其他人也需要检查一下吗？

主动脉夹层既不是先天性疾病也不是遗传性疾病，但是，确实存在一家人（三代以内血亲）里多人患病的情况。究其原因，一方面马凡综合征是遗传性疾病，很可能遗传给血亲，另一方面主动脉夹层最主要的病因——高血压，虽然严格意义上不是遗传性疾病，但是也有遗传倾向，如果直系亲属内有高血压患者，则其他人罹患高血压的概率会明显升高。因此如果血亲中有主动脉夹层患者和高血压患者，则其他人更要警惕发生主动脉夹层的风险，有条件的话可以进行相关检查。

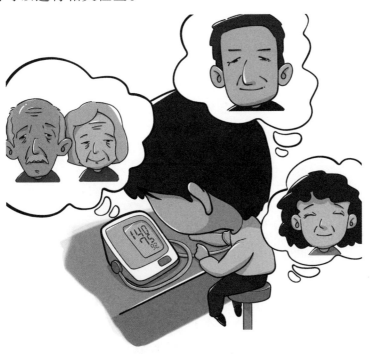

11. 普通人预防主动脉夹层能做些什么？

主动脉夹层能预防吗？在某种程度上是可以的。

首先，针对主动脉夹层最大的始动因素——高血压，可以做很多预防工作。高血压是主动脉夹层的重要诱发因素，因此有高血压的患者，平时要选择长效的降压药将血压控制在正常范围，这可以有效地预防主动脉夹层的发生。

其次，控制动脉硬化的危险因素，包括糖尿病、高脂血症等。这些疾病容易造成主动脉硬化，导致内膜斑块形成，内膜受损，更容易诱发主动脉夹层。因此控制这些危险因素，有利于预防主动脉夹层的发生。

第三，养成良好的生活习惯，包括低盐、低脂肪饮食，不能吸烟，不要饮酒。

最后，定期体检。定期体检可早期发现潜在的心血管疾病风险因素并及时干预，推荐每年至少进行一次全面健康检查，包括血压、血脂、血糖等项目。马凡综合征的患者更要重视定期体检。

12. 什么情况可能是得了主动脉夹层？

疼痛是最典型的症状，大约90%的患者都是疼痛起病。主动脉夹层通常是突然发生的，最典型的症状就是突然发生的胸背部疼痛，这种难以忍受的剧烈的撕裂样疼痛一旦发生，一定要想到主动脉夹层的可能。

对于B型主动脉夹层患者，其表现可能不是典型的疼痛。如果在腹部产生位置较深的、持续的不适、疼痛或"饱胀感"，加上高血压病史或者家族史，要怀疑B型夹层的可能。

13.发生主动脉夹层，患者及家属能做些什么？

根据突发的症状，如果是持续、不能缓解的剧烈疼痛，应该高度怀疑是主动脉夹层，尤其是患者有危险因素，如高血压或曾经有类似病因的亲属。一旦发生夹层，患者应尽量保持冷静，防止血压进一步升高。家属或目击者要迅速拨打急救电话或紧急于就近的较大的医院急诊就诊，听从医护安排，详细回答医护询问的问题。如果安全转运到有手术条件的医院，尽量减少不必要的耽搁诊治的决定，如等其他亲属到场，才能决定治疗等。更不可为了追求去更大的医院接受治疗，而舍弃较近的有条件的医院。

14.发生主动脉夹层，为什么首诊机构特别重要？

前面已经讲到，B型主动脉夹层可以进行介入支架治疗，而急性A型主动脉夹层通常需要心脏直视手术治疗。并不是所有医院都具备直视手术的能力与条件，所以需要首诊医院或急救中心具备识别主动脉夹层并安全迅速地转运至上一级医院的能力。因为只有识别出主动脉夹层才能进行针对性的处理。例如，夹层一旦发生，镇痛、降压是稳定病情、防止夹层进一步发展的重要处置。如果没有将镇痛和降压做好，很有可能在转运患者的过程中发生夹层破裂等致死性事件。另外，与急诊胸痛的另一个经典疾病冠心病相比，夹层与冠心病的治疗大相径庭，冠心病需要防止血液凝固——需要抗凝治疗，而夹层则需防止出血。首诊机构一旦准确识别主动脉夹层并进一步做好处置，即便是没有手术条件，也可以将患者快速安全地转运至有条件的医院，最大限度地挽救生命。

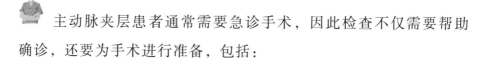

15. 主动脉夹层的常用检查包括什么？

主动脉夹层患者通常需要急诊手术，因此检查不仅需要帮助确诊，还要为手术进行准备，包括：

①胸腹部增强 CT。即全主动脉计算机体层摄影血管造影（CTA）检查。该检查是通过在静脉应用显影剂，同时配合高速的 CT 扫描，将整个主动脉的形态进行展示，还可以进行三维和各个断面、各个层面的重建。

②核磁共振（MRI）。对于不适合 CTA 检查的患者，比如碘过敏、肾功能损害、妊娠、甲亢及其他原因，MRI 可作为首选替代手段。

③心脏超声。明确主动脉夹层对主动脉根部的累及情况、是否存在心包积液及主动脉瓣膜、心功能评估。

手术前检查包括血生化检查及血型、免疫等急诊手术的必需性检查。

"心"安理得——心血管那些事儿

16. 主动脉夹层必须手术吗？

急性 A 型主动脉夹层不能耽搁，必须进行手术治疗，甚至是越快越好。尤其是患者出现脑部或四肢缺血症状时，必须急诊手术。B 型主动脉夹层风险较低，药物治疗是基础治疗方式。一些复杂性或特殊性 B 型夹层需要手术治疗。慢性主动脉夹层一般可以保守治疗，但是患者如出现器官缺血或者压迫症状则需手术治疗。对于慢性夹层（动脉瘤），如果直径超过 5 厘米或者一年内增长超过 0.5 厘米，均建议手术治疗。

17. 主动脉夹层是怎样分类的？

根据病程的长短，主动脉夹层可分急性期（≤14天）、亚急性期（15天~90天）、慢性期（>90天）。根据主动脉内膜破口和夹层累及范围，解剖分型包括 DeBakey 分型和 Stanford 分型。DeBakey 分型 I 型，原发破口位于升主动脉或主动脉弓，夹层累及大部分或全部胸升主动脉、主动脉弓、胸降主动脉、腹主动脉；II 型，原发破口位于升主动脉，夹层累及升主动脉，少数可累及主动脉弓；III 型，原发破口位于左锁骨下动脉以远，夹层局限于胸降主动脉者为 III A 型，同时累及腹主动脉者为 III B 型。前文提到的 A 型和 B 型则是 Stanford 分型，夹层累及升主动脉者为 Stanford A 型，仅累及胸降主动脉及其远端者为 Stanford B 型。

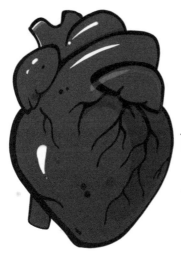

急性期(≤14天)

亚急性期(15天～90天)

慢性期(>90天)

 18. 主动脉夹层的治疗手段包括哪些？

　　主动脉夹层急性起病、进展迅速，需及时急诊处理，之后尽快明确诊断分型，选择相应治疗方案。初步治疗原则是有效镇痛、控制血压和心律并减轻主动脉压力，降低主动脉破裂风险。

　　经过确诊的急性 Stanford A 型夹层一经发现，应进行紧急外科手术治疗。急性 B 型夹层主要通过药物镇痛、降压、降低心室收缩力及心律治疗后，一般病情平稳。A 型夹层的手术方式根据夹层发展情况而有所不同，通常需要处理升主动脉和主动脉弓，常用的术式包括 Bentall 手术、Wheat 手术、升主动脉置换术、次全主动脉弓置换术和全主动脉弓置换术等。

　　急性非复杂性 B 型夹层，若无并发症发生可使用药物治疗。急性复杂性 B 型夹层首选腔内治疗，可采取胸主动脉腔内修复术，其他手术方式还包括直视支架象鼻手术、杂交手术等，需临床医生结

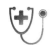

合患者情况选择具体术式。慢性 B 型夹层患者若出现胸腹主动脉瘤，且直径≥5.5 厘米，建议采用胸腹主动脉替换术。外伤性、医源性、合并主动脉缩窄或大动脉炎等特殊类型的 B 型夹层，需采用手术治疗。

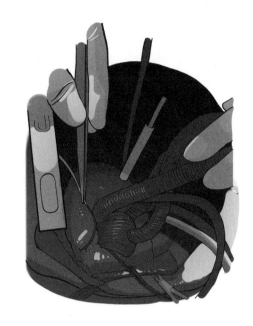

19. 主动脉夹层外科手术的风险大吗？能不能不做？

　　主动脉夹层外科手术属于急诊手术，其风险远大于择期手术，危险因素包括：高龄、神经系统损伤、夹层累及的肾功能不全、内脏或肢体缺血、心绞痛、心包压塞等。外科手术属开放式手术，出血多、止血困难等都是手术风险。但是前面已经讲了急性主动脉夹层如不进行急诊手术，死亡率很高，权衡利弊，急诊手术仍然是急性 A 型主动脉夹层的优先治疗方案。

20. 手术之前医生需要与家属谈话吗？

　　在进行所有手术之前，医生都会与患者及其近亲属进行术前沟通，尽管夹层手术是急诊手术，也仍然要详细沟通，因为必须告知其手术的名称、方法、目的、必要性、紧迫性、预期获得的效果，以及手术的风险和术后的风险。这符合伦理及法律法规的要求。患者及家属则可以根据医生提供的专业信息做出决策。

21. 手术前为什么要签署手术知情同意书？

我国法律规定，医务人员在诊疗活动中应当向患者说明病情和进行的医疗措施。医务人员应当及时向患者说明医疗风险、可替代方案等情况，并取得其书面同意；不宜向患者说明的，应当向患者的近亲属或法定代理人说明，并取得其书面同意。手术之前签署知情同意书是必须履行的法定程序，必须认真对待。

22. 手术的成功率到底有多少？

这是患者或其家属常问的问题。其实医学上针对某种治疗措施，并没有所谓成功率的说法。准确的问法应该是风险或者并发症的发生率有多少。医务人员与患者或家属叙述的并发症是国内外医疗实践活动的经验总结，其发生率在不同的医疗机构甚至因为手术医师的不同而不同。发生率只是统计学的描述，随着医疗设备的改进及技术的进步，各种并发症的发生率呈下降趋势。外科手术是目前治疗急性 A 型主动脉夹层的标准方法，手术技术较为成熟，术后并发症的发生与患者病情和术前状态有很大关系。综合来说，手术

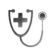

的收益是高过风险的。

23.已经签署了手术知情同意书，为什么还要签署麻醉知情同意书？

夹层手术需要采用全身麻醉，存在一定程度的风险。麻醉知情同意书详细列出了麻醉手术中可能出现的各种风险，包括但不限于对生命安全的威胁、药物过敏反应、术后并发症等。了解这些风险有助于患者及其家属做出明智的决定。签署麻醉同意书不仅代表患者对麻醉手术的同意，还是法律上的一种确认，表明患者已经了解了手术的风险并自愿接受。对于麻醉医生来说，签署知情同意书并不是为了摆脱责任，术中如果出现了并发症，医生是否需要承担责任取决于医生在处理过程中有无违反医疗原则，有无明显过错。并不是说签了知情同意书，医生就没责任了。

24.主动脉夹层手术采用哪种麻醉方法？

主动脉夹层手术如果需要开胸则需要全身麻醉。全身麻醉简称全麻，是指麻醉药经呼吸道吸入、静脉或肌肉注射进入患者体内，对其中枢神经系统产生暂时的抑制，临床表现为神志消失、全身痛觉消失、遗忘、反射抑制和骨骼肌松弛。麻醉对中枢神经系统抑制的程度与血液内药物浓度有关，并且可以控制和调节。这种抑制是完全可逆的，当药物被代谢或从体内排出后，患者的神志及各种反射逐渐恢复。

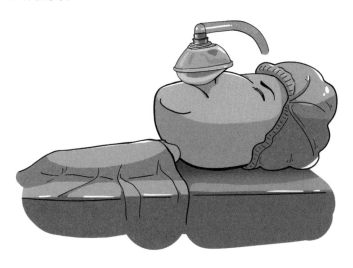

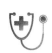

 ### 25.全麻会不会影响患者的记忆力？

一般情况下，全麻并不会对大脑的记忆力产生影响。全麻是通过给予患者麻醉药来作用于中枢神经系统，产生麻醉效果，整个麻醉过程是可控和可逆转的。这些药物会在短时间内被分解和代谢，麻醉效果会逐渐消退，并不会永久性地影响大脑细胞的功能和结构。因此全麻对于大脑记忆力没有影响。

部分患者在接受全麻手术后，可能会出现一过性的记忆力下降。实际上，这种情况可能与手术过程中的创伤、术中出血或者栓塞等问题相关，与麻醉药物本身并没有直接的联系。患者如果在全麻手术后出现持久性的记忆力下降，应积极就诊于医院以寻找原因并接受相应的治疗。

26. 全麻能作用多长时间？患者中间会不会醒过来？

　　全麻手术患者一般中途不会醒来，如果在术中醒来，一般是因为麻醉药用量相对不足，应该避免这种情况。全麻过程中，药物是持续不断进入体内的，由麻醉医生精确掌握药物的剂量，麻醉作用效果从手术开始之前一直到手术结束以后。所以，全麻过程中患者不会清醒。正常情况下，在主动脉夹层手术全麻过程中患者也不会有任何感觉。而某些神经外科的手术，因手术需要会减轻全麻水平，以获得患者的反应。

27. 女性患者手术时需要避开月经期吗？

　　由于女性在月经期凝血功能异常，因此手术时出血的风险将增大，月经期女性免疫力也会下降，容易发生术后的感染。因此，一般来说应择期手术，不选择在月经期进行。但是，主动脉夹层手术显然属于救命的急诊手术，患者即便处于月经期也必须进行手术。

28. 手术会伤"元气"吗？

　　"元气"是一种中医术语。在中医理论中，元气是人体最根本、最重要的气，是人体生命活动的原动力，不在本书的讨论范围。

患者的这个问题通常是指手术后患者的体力和精力是否能恢复如初，甚至包括心理方面的情况。急性主动脉夹层手术在心血管手术中也是大手术，而且此类患者一般合并有高血压等疾病，尽管手术顺利，仍然需要较长时间的术后康复。从心理学角度讲，此类患者通常手术后不敢做相关运动，从而觉得自己越来越虚弱。这些都会给人留下手术伤"元气"的印象。其实对于多数患者来说，手术顺利的话，经过术后的锻炼和心理调适，可以恢复健康，重返社会。

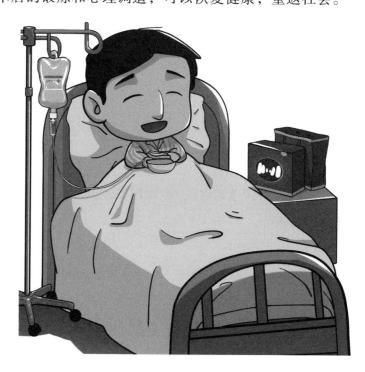

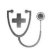
29.手术需要很大的切口吗？

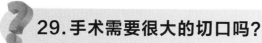

目前心脏手术已经可以微创小切口进行，但是主动脉夹层手术一般需要进行升主动脉和主动脉弓的处理，微创切口不足以顺利

安全地完成手术，因此主动脉夹层手术仍然需要采用传统的劈开胸骨的胸骨正中切口。

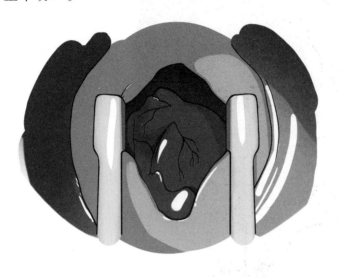

30. 听说做这个手术要让心脏停止跳动，是怎么回事？

让心脏停止跳动是进行心脏手术的需要。大多数心脏大血管手术，包括先天性心脏病矫治手术、瓣膜手术、主动脉手术均需要无血安静的手术术野，如此一来，医生才能打开心脏进行相应的手术操作。

我们都知道只要人是存活的，心脏就一直在持续地跳动，心脏每分钟跳动的次数被称为心率，心率的正常范围是 60~100 次/分钟。以前没有技术让心脏停搏，让心脏内没有血液，任何人也无法进行心脏手术。1953 年，体外循环技术（CPB）的诞生使心脏手术成为可能。这种让心脏停搏的技术是心脏手术中的经典心肌保护方

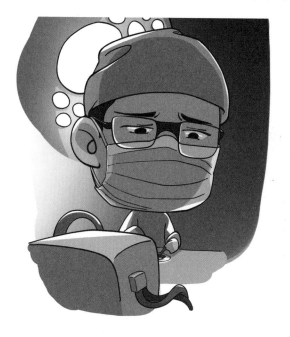

式，属于体外循环中的一个重要环节。该技术使用心肌保护液（又称心脏停搏液）灌注心脏，让心脏在舒张期停跳，心肌耗氧量大大降低，加上降低了心肌温度，心肌的需氧量也降低。两者共同作用达到保护心肌的效果，为心脏手术后的恢复创造良好的条件。心腔内没有血液也使心内畸形的修复成为可能。

31.手术中心跳停止了，还能再恢复跳动吗？

当然能，也必须能。心脏停跳技术的应用是为了获取静止无血的手术条件，同时必须保证心肌得到良好的保护，在恢复心肌血运后心脏能够顺利恢复跳动。前面讲了心脏停跳是在阻断了心肌常规供血后，向心肌灌注心脏停搏液，让心脏停跳，在心内手术完成后，将恢复心脏的正常供血。这时，心肌内的停跳液被正常血液替代，心脏通常会恢复自主跳动现象。当然有时候存在心脏不能恢复自主跳动的情况，即出现所谓的"室颤"，此时需要进行电击除颤使心脏恢复正常跳动。

32.听说手术会把患者体温降到很低，是怎么回事？

人体正常的体温有一个较稳定的范围，但并不是恒定不变的。正常人的口腔温度（又称口温）为36.3~37.2℃，腋窝温度较口腔温度低0.2~0.5℃，直肠温度（也称肛温）较口腔温度高0.2~0.6℃。大多数心脏外科手术需要应用体外循环，其中通过体外循环降低人体的体温能够起到减少机体需氧量的作用，动物实验显示，27℃的耗氧量为常温的41%。低温有利于保护各个脏器，提高手术安全性。通常人体降温至30~33℃可以完成大多数手术。主动脉夹层手术传统上来讲需要体温降至更低，早年需要体温降至18~22℃，此时全身血液停止流动，方可进行主动脉弓的开放修补。近年来，由于设备、材料及手术技术的改进，甚至只需降温至28~30℃即可以安全完成主动脉夹层手术。

无须担心的是，机体虽然温度较低，但是由于体外循环的存在，此时是较为安全的。手术后期，体温逐渐恢复至正常即可。

33.主动脉夹层手术需要做多久？

急性主动脉夹层的开胸手术是心脏外科手术中较为复杂的手术。手术操作复杂、体外循环时间长、较大幅度地降复温，止血困难等都决定了手术的整体时间较长，甚至可达6小时。

34. 听说虽然手术成功但患者术后有可能暂时醒不了，是怎么回事？

手术后不醒（昏迷）较为少见，常见的原因包括：

①麻醉深度。有些人对麻药比较敏感，术后需要更长的时间才能清醒，此外过量使用麻醉药物、药物不良反应或过敏反应等也会影响苏醒时间。

②神经系统并发症。部分患者术前就因夹层而导致缺血性脑损伤，即便手术恢复脑部血供，脑损伤仍然可能延续至术后，造成不醒或者谵妄等脑损伤表现；手术中脑保护效果不佳，也可能造成术后昏迷等轻重度脑损伤。

③内环境紊乱。夹层手术出血多，内环境易紊乱，可能出现低血糖、电解质紊乱等情况，造成患者昏迷。

术后不醒（昏迷）根据病因和后续治疗效果，时间可长可短，如果是轻度脑损伤则有望恢复，中重度脑损伤则可能造成深度昏迷乃至死亡。

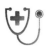
35. 主动脉夹层手术需要用很多血吗？

主动脉夹层的开放手术是难度很高的外科手术，在外科技术、手术材料等进步之前，主动脉手术以需血量巨大著称。尽管目前已经有了较大改进，但是手术创面大、手术时间长、体外循环时间长、患者之前凝血功能紊乱等因素，仍然会造成患者出血量较大，输血量仍可能多达上千毫升。

36.献血会传播疾病吗？

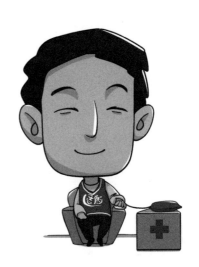

献血是一个输出的过程，血液从人体血管内向外流出，献血机构会对献血设施进行严格的消毒和清洁，采血所用的针头及血袋是经过国家严格检测的一次性医疗耗材，血液的采集有严格的操作规程和要求。在血站或献血车等正规的献血场所献血，在严格"一人一针"的规范管理和操作下，参加无偿献血是不可能感染疾病的。

37.为什么献血无偿，用血却要收费呢？

无偿献血和用血收费的背后存在一些不同的原因和考虑因素。下面是对这两个问题的解释：

（1）为什么是无偿献血？无偿献血是指献血者无须获得经济回报或报酬，将自己的血液捐赠给需要的人。这种模式主要基于以下原因：①人道主义和奉献精神：无偿献血强调了奉献精神和为他人着想的价值观，鼓励人们无私地帮助他人，救助生命。②社会责任感：通过无偿献血，每个人都可以承担起社会责任，为社会的健康发展和福祉做出贡献。③血液安全和质量：无偿献血可以吸引更多临床健康的人参与，从而提高血液的安全性和质量。

（2）为什么用血要收费？当有人需要输血时，医疗机构会收取费用。很多人会怀疑：医院是不是从中牟利了呢？事实上从献血者献血到患者用血，过程也不是一蹴而就的，这是因为输血是一项复杂的医疗过程，涉及多个环节和成本，为了确保输血的质量和安全性，需要经过血液样本鉴定、病原体筛查以及血液加工和储存等过程，这些都需要投入一定的人力、物力和设备。《献血法》规定，公民临床用血时只交付用于国家规定的血液的采集、储存、分离、检验等费用；无偿献血者临床需要用血时，免交前款规定的费用；无偿献血者的配偶和直系亲属临床需要用血时，可以按照省、自治区、直辖市人民政府的规定免交或者减交前款规定的费用。在紧急情况下，献血者及其直系亲属在需要血液时通常享有优先权，并且现在国家实施了血费减免业务，无偿献血者本人或献血者直系亲属在使用血液后可享受血费返还。具体的要求和费用标准可参照献血当地的政策。

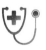

38.输血为什么会有风险？

输血及相关成分输血是纠正血液成分缺失的有效手段和必要手段。然而目前没有能够代替人类血液的任何产品，只能通过其他人的捐献获得。尽管在输血之前都会进行相应的化验，筛查采集血液是否存在血液传播疾病的可能，但是仍然可能存在化验误差，而且献血人在病毒感染的"窗口期"时，机体并没有产生足够水平的抗体，化验检查就无法检出，因此输血还是存在传播疾病的风险，包括乙肝、丙肝、梅毒、艾滋病等。

39. 献血会导致贫血吗?

　　事实上，献血通常不会引起贫血。献血人按照规定的献血次数和献血量进行献血，在献血后，身体会失去一定数量的血液，但这只是暂时性的，人体会迅速启动自身的补偿机制，通过骨髓生成新的血细胞来恢复失去的血液。国家和受血单位对公民在献血前均进行严格的体检，限制每次献血量，一般每次在200~400毫升。一个健康的成年人每次失血量不超过10%，对身体没有影响。只有超过20%，身体才有明显的失血症状。人体正常情况下，常有血量4000~5000毫升，因此每次的献血量仅占人体血液量的4%~8%。而且，人的血液细胞有一定的寿命，在不断地新陈代谢着。一个人即使不献血，血液细胞也在不断地灭亡和新生。总的来说，正常情况下，献血不会引起贫血。

40. 献血后会免疫力低下么?

　　献血后人体会失去一定数量的血液，其中包括白细胞，但通常不会引起明显的免疫力下降。人体的免疫系统是非常复杂和强大的，它具有自我修复和恢复功能。在献血过程中人体会失去一部分白细胞，但骨髓会迅速启动产生新的白细胞以补充损失。通常情况下，身体会在几天到几周内恢复正常的白细胞水平，从而保持免疫功能的稳定。此外，个体的免疫系统状态和整体健康状况也会对恢复速度产生影响。为了帮助身体尽快恢复免疫功能，建议献血者在献血后多休息，保持充足的睡眠，保持健康的饮食，摄取充足的营养物质，包括蛋白质、维生素和矿物质。这些措施有助于支持免疫系统的恢复和功能。

41. 高血压患者可以献血吗？献血真的能降血压吗？

 高血压患者不可以献血。

近几年来，高血压不再是中老年人的专属，越来越多的年轻人也患有高血压，主要跟平时的饮食和不良习惯有关。无偿献血对献血者的身体健康情况要求非常严格。《献血者健康检查要求》（GB18467-2011）明确规定，患有循环系统疾病的患者，是不可以献血的，如心脏病、高血压等患者，都不能达到献血的要求。若高血压患者隐瞒病史献血，心脏的冠状动脉易产生痉挛，可能引发一时性缺血，导致心绞痛，或者出现血栓等危险情况；部分重度高血压患者需要服用降压药来控制血压，血液内降压药的成分通常可以停留一小段时间，当他们隐瞒高血压史献血时，这样的血液可能会影响受血病患的身体。所以高血压患者不能献血。

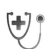

42.献血的过程是怎样的？注意事项有哪些？

 献血虽然简单，但献血者也需要遵循一些注意事项，确保献血的安全和有效性。

献血条件：通常，献血者需要年满18岁（或符合法定年龄要求）、身体健康，男性献血者体重需≥50千克，女性献血者体重需≥45千克；血压正常，没有传染性疾病等。

在献血前，可以咨询当地的献血机构，了解具体的献血条件和要求。

①献血前的准备。献血前，献血者需要保持充足的休息，保持清淡饮食，尤其是摄入足够的水分。同时，避免过度剧烈的运动和饮酒，以确保献血过程的顺利进行。

②献血过程。在献血时，医护人员将为献血者进行一系列的健康检查，确保献血者的身体状况符合献血要求。接下来，医护人员先清洁献血者手臂皮肤，再使用一根细针将血液抽取到无菌袋中。整个过程通常只需要10~15分钟，献血者可能会有针刺感和轻微的不适，但不会对身体造成严重伤害。

③献血后的注意点。献血后，献血者需要休息片刻再离开；补充水分，并避免剧烈运动和提拿重物；适当补充营养，避免过于油腻的饮食和饮酒。献血者可能会感到轻微的乏力或头晕，这是正常的反应。如有不适，应立即告知医护人员。

43.有献血证可以免费输血吗?

　　我国的无偿献血制度规定,公民临床用血时只交付用于血液的采集、储存、分离、检验等的费用;具体收费标准由国务院卫生行政部门会同国务院价格主管部门制定。无偿献血者临床需要用血时,免交前款规定的费用;无偿献血者的配偶和直系亲属临床需要用血时,可以按照省、自治区、直辖市人民政府的规定免交或者减交前款规定的费用。从以上国家法律法规可以知道,我国对献血者本人及其直系亲属是可以减免输血费用的。

44.手术后为什么要进重症监护室(ICU)?

　　手术后患者还是处于不平稳的状态,是否有出血点,呼吸、循环是否能平稳恢复都需要密切监测。ICU对患者的整体监测更为全面和实时,治疗、护理及抢救条件更好,在发生紧急事件时可以及时应对。主动脉夹层术后患者较之普通心脏手术后更可能不平稳,ICU甚至具有床旁开胸或者体外膜氧合的条件。

45.听说ICU里的医疗费用非常高,为什么?

　　ICU内的医疗费用是比普通病房高的,这是因为进入ICU的患者病情危重，需要更多的监测和治疗，比如很多患者需要使用呼吸机、肾替代治疗（CRRT）甚至机械循环辅助（IABP和ECMO），需要医护人员24小时不间断监护治疗，这些辅助治疗设备和措施都是医疗费用高的原因。当然，这些监测和治疗都是病情所需，随着患者的病情平稳和好转，当符合条件时患者将会被转回普通病房。

46.患者在ICU期间是不是不能见家属？

夹层患者术后必须在ICU进行一定时间的观察，恢复顺利的话，一般需要2~3天，但是如果恢复不够顺利或者出现并发症，患者在ICU的时间将延长。患者此时抵抗力差、容易感染，为控制外源性感染，一般是不允许家属探视的。但是如果患者在ICU时间较长或出现精神症状，为缓解患者的紧张情绪，在特定的时间里允许家属进行短时间的探视，因为进行心理慰藉也有利于疾病的恢复。目前在部分医疗单位也应用可视电子媒介进行远程探视，既可满足患者及家属探视需要，又能达到防止感染的目的。

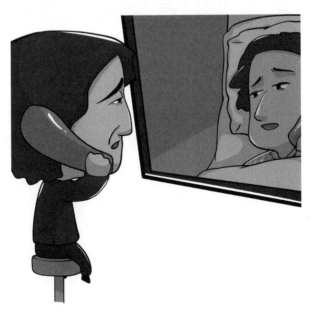

47.手术做完了，患者多久能清醒？

原则上，全麻手术后停用麻醉药物后半小时患者可以清醒。主动脉夹层手术是大手术，即使患者手术成功、没有出血等危急情况，仍然存在血液循环不稳定的可能，仍需密切监护。患者一旦清醒可能对循环影响较大，因此主动脉夹层手术后患者回到监护室，通常还需使用一定剂量的镇静镇痛药物，以保持在麻醉状态，待患者各项指标平稳再停用麻醉药物。依据患者状况及医疗单位的习惯，此过程通常发生在夹层手术后转回重症监护室的几个小时内。

48.患者术后醒来会不会感到刀口特别痛？

主动脉夹层手术通常采用胸骨正中切口，所谓的"刀口"较大。但是术中麻醉医生通常会给患者安装镇痛泵，该设备持续将镇痛剂输入患者体内，能较大程度地减轻切口疼痛。而且患者在监护室醒来时通常还使用呼吸机等，应该说此时的切口疼痛并不占主要地位。此时引起患者不适的更多是气管插管、其他身体上插管、卧床、远离亲人的心理因素、昼夜节律的丧失等，而不是切口的疼痛，即使不使用镇痛剂，此种疼痛与夹层自身的疼痛相比也是可以忍受的。

49. 患者在监护室醒过来，拔除气管插管后嗓子哑了，是怎么回事？

夹层手术均需要在全麻下气管插管进行。声音嘶哑是全麻气管插管的较为常见的并发症，据报道发生率可达32%。其表现为发声低沉、沙哑或失音、局部疼痛，甚至吞咽困难、呛咳、流涎等，原因可能是咽喉损伤、声带麻痹等。跟夹层手术操作相关的声音嘶哑可能是喉返神经损伤造成的，亦为手术并发症的一种。多数情况下可缓慢恢复；少数无法恢复，会不同程度地影响患者的生活质量。

50. 在监护室，患者一咳嗽切口就疼，但护士还是让其咳嗽而且为其拍背，为什么？

手术后患者长时间卧床，容易并发肺部感染。术后患者虚弱无力，咳嗽无力或因切口疼痛而不敢咳嗽，更容易发生严重的肺部感染，进而影响预后。因此在允许的情况下，鼓励患者咳痰有利于其肺功能的恢复和预防严重肺部感染。

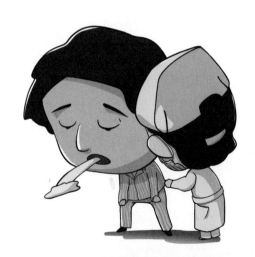

拍背是叩击排痰法的俗称，是护理学术语，指通过叩击背部，促进附着在气管、支气管、肺内的分泌物松动以利其排出，以利肺炎的控制，以防肺泡萎缩和肺不张。对不能有效咳痰的患者进行拍背，能够促进其排出痰液，保持呼吸道通畅，有效减少并发症的发生，如坠积性肺炎，对患者康复有较大的好处。

51. ICU综合征是怎么回事？

ICU综合征是指患者在ICU病区监护过程中出现的精神障碍性表现，其前驱症状是失眠，症状是谵妄与焦虑。入住ICU的成年患者常发生行为、知觉、认识方面异常，对其发生率报道不一，最高的可达70%。这些问题常发生在入住ICU后的5~7天，而且出现概率随入住时间的延长而增大。ICU综合征产生的原因主要有原发病或原发病并发症（如感染、休克、脱水等）、ICU环境因素、药物因素等。前面已经说到，主动脉夹层疾病本身以及整个手术过程都有脑损伤的风险。脑损伤就是ICU综合征产生的因素之一。ICU环境特殊，持续声音（仪器工作音、报警音、人员声音等）、光线（仪器闪光、灯光等）刺激，昼夜节律失调，无家属的陪伴，这些因素与患者疾病的交织可能造成谵妄等症状的发生。在ICU中使用的药物常可产生明显的精神毒性作用，这些药物有麻醉药、镇痛药、抗菌药物、抗胆碱能药、抗高血压药、抗心律失常药、抗惊厥药、H_2受体拮抗剂及其他。

52.手术做完，切口线还没拆，大夫就让下床走路，这靠谱吗？

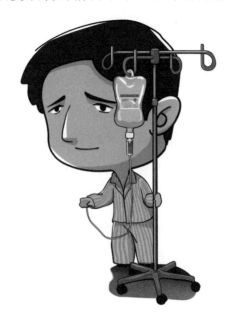

应该说，当医生让患者下床行走时，代表着患者恢复顺利。外科手术后的患者在体力允许、恢复顺利的情况下早日下床行走有几个好处，主要包括防止长期卧床产生下肢静脉血栓甚至造成肺栓塞；防止坠积性肺炎，减少肺部感染的可能；促进胃肠蠕动，改善消化功能；恢复机体活力，有利于早期康复，减少不良反应。尽早下地活动是好的，但是要量力而行，循序渐进，根据自己的情况，在医生的指导之下活动。

 53.主动脉夹层术后要终身服药吗？

对于主动脉夹层患者来说，出院后是否长期服药要视情况而定。此类患者通常需要控制血压和心率。降压药和减慢心率的药物主要还是为了保证血压在正常范围，防止夹层的发生。如果患者经过服药调整或者调整生活方式可以不经服药就将心率、血压控制在正常范围，则可以不必长期服药。另外，有些患者同时置换了心脏瓣膜，尤其是机械瓣膜，则需在医生的指导下终身服用抗凝药。患者如果还存在血脂、血糖等异常，则可能需要根据相关疾病的治疗要求长期服用药物以控制异常指标。

54.术后伤口疼痛怎么办？

术后伤口疼痛是正常现象，疼痛是主观感受，有的人忍耐程度较高，但是也不建议强忍疼痛。现在一般术后会短期使用镇痛泵，如果镇痛泵撤除后还感觉疼痛，可以使用镇痛药物控制疼痛。这样不仅能够改善患者术后生活质量，同时还能减少拍背咳痰等护理带来的不良刺激，有利于患者更快地恢复健康。

55.听说老吃镇痛药对切口愈合不好，也容易成瘾，是真的吗？

夹层术后镇痛药包括非甾体类、中枢性镇痛药和阿片类。非甾体类常见的有阿司匹林和布洛芬等，镇痛效果较弱，没有成瘾性。中枢性镇痛药如曲马多，属于二类精神药品，主要用于缓解术后疼痛。阿片类系从阿片（罂粟）中提取，临床常用如可待因、美沙酮、吗啡、芬太尼、杜冷丁和曲马多等。这些药物只有长时间大剂量使用才可导致耐受和依赖，并且其作用机制是直接作用于中枢神经系统及抑制炎症而发挥镇痛作用，并不会影响伤口的愈合。

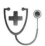

56.手术后换药时，医生为什么要用力挤压切口？

挤压切口肯定会增加疼痛或者不适感，但是挤压切口的目的是看看切口下方的组织是否积聚液体，如果切口下有积液的话，挤压伤口可以将其排出，避免再次清创引流，防止后续感染的出现。

57.术后几天拆线？

在愈合顺利的情况下，胸骨正中切口一般7~14天可以拆线。但是目前多用可吸收缝线，一般无须拆线。手术需要放置心包和纵隔引流管，引流管的固定缝线通常用普通缝线，在引流管拔出后没有渗液、干燥、无感染迹象、皮肤生长良好的情况下，半个月左右可以拆线。

58.术后多久可以出院回家？

需要根据具体情况进行判断。如果患者病情较轻，则可能在术后1~2周即可出院；但如果患者病情比较严重，则可能需要2~4周才能出院。对于单纯性A型和B型的胸主动脉夹层动脉瘤，且没有出现并发症的情况，在进行介入治疗后，患者一般可以在1~2周出院，因为此时身体恢复情况较好，而且也没有明显的不适症状。

而对于复杂的 A 型主动脉夹层需以开胸手术的方式进行治疗。这种情况下患者住院的时间会相对延长，通常需要 3~4 周才可以出院。一般来说，恢复顺利的出院标准为患者基本可以在搀扶下下地活动，能够正常进食，无发热，血常规、生化检查合格，心脏超声等检查均提示正常的术后改变，切口愈合良好。

59. 出院后多长时间复查？都有哪些项目？

主动脉夹层术后，患者复查时间需要根据病情进行判断，一般为一个月、三个月、半年、一年、二年等。出院后 1 周和 1 个月时，进行胸部 X 线或胸部 CT 检查；3 个月后，进行心脏超声和心电图检查；6 个月后，需要进行主动脉 CTA 检查。患者在同一时期进行了瓣膜置换术，应定期检查抗凝功能，并保持满意的抗凝强度。其中，主动脉 CTA 检查是最直接和有效的方法。

60. 术后多久可以恢复正常工作？

这取决于患者身体恢复的状态以及从事何种工作，一般出院后 3 个月可以考虑恢复正常工作。如果是轻体力工作，患者在恢复状态好的情况下，可以在 3 个月后恢复工作；如果工作强度大或者对心理、体力要求较高，则需要更长时间，最好在决定工作前进行全面复查，并参考医生意见。

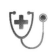

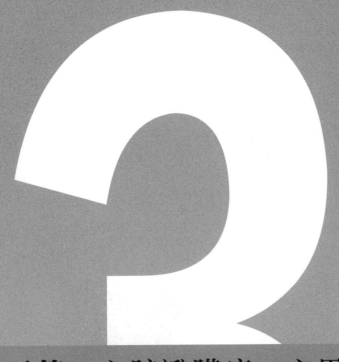

第三篇　心脏瓣膜病：心里也有几扇门，如果坏了真害人

1.什么是心脏瓣膜病?

心脏瓣膜是心脏里的膜状的纤维组织,它的作用好比单向阀门,可以确保血液在心脏里朝着一个方向流动,而不会发生逆流。心脏共有四个瓣膜:二尖瓣、三尖瓣、主动脉瓣和肺动脉瓣。心脏在泵血时,瓣膜就会开启和关闭,如果瓣膜因为疾病不能正常地开启或关闭,就会影响血液的正常流动,从而影响全身正常的供血。心脏瓣膜的开放或关闭功能障碍,影响血液的正常流动,称为心脏瓣膜病。

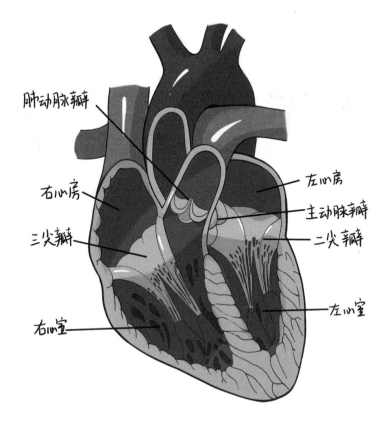

2.为什么说心脏瓣膜病，会导致心脏的门"关不拢"或者"打不开"?

　　心脏瓣膜病是由于炎症、黏液变性、退行性改变、先天性畸形、缺血性坏死、创伤等原因引起的单个或多个瓣膜结构（包括瓣叶、瓣环、腱索或乳头肌）的功能或结构异常，会导致瓣口狭窄和（或）关闭不全。而心脏瓣膜的结构改变大致分为狭窄和关闭不全。狭窄指瓣膜开放受限，血液不能顺利通过"阀门"，包括二尖瓣狭窄、三尖瓣狭窄、主动脉瓣狭窄、肺动脉瓣狭窄。关闭不全指瓣膜关不严，部分血液通过"关不严的阀门"反流，包括二尖瓣关闭不全、三尖瓣关闭不全、主动脉瓣关闭不全、肺动脉瓣关闭不全。

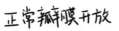

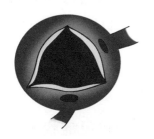

正常瓣膜开放

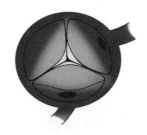

正常瓣膜关闭

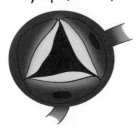

瓣膜狭窄

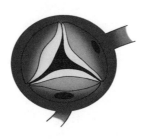

瓣膜关闭不全

3.什么样的人容易得心脏瓣膜病？

①先天瓣膜不全患者。有些患者出生以后，因为发育的问题四个瓣膜不对称，导致其受力不均匀，有一部分的瓣膜承受的压力更大，毁损会更快。这样的人到了六七十岁的时候就容易出现瓣膜的问题。

②风湿病患者。风湿热是结缔组织病，而瓣膜就是一个结缔组织，所以当风湿热发生的时候，瓣膜就慢慢地变得增厚粘连，形成一些炎性的改变。瓣膜最后就打不开了，也关不上了。

③老年人。器官会随着年龄的增大不断老化，心脏工作了一辈子，瓣膜最辛苦，它要不停地开关保持血液流动。年龄增大，老化的瓣膜会出现开不了、关不上的情况。

④吸烟和"三高"人群。因为瓣膜是血管的一部分，吸烟、血压高、血脂高等容易引起动脉硬化，所以正常的瓣膜在这些情况下，也更容易病损。

4.得了心脏瓣膜病，都有哪些常见症状？

①胸部疼痛：心绞痛、心包炎、主动脉疾病、二尖瓣脱垂、主动脉瓣疾病均会导致胸痛，但胸痛不一定是心脏疾病，需要进一步检查。

②气促、呼吸困难：常见于心功能不全、心力衰竭，如果出现

严重的突发的呼吸困难，特别是晚上不能平卧、咳嗽剧烈的，往往提示有心脏疾病可能，需要去医院诊断。

③乏力：心脏泵血能力不足，往往可以导致疲乏、走路没力气、登楼梯有困难，这些也往往预示着心脏功能受损。

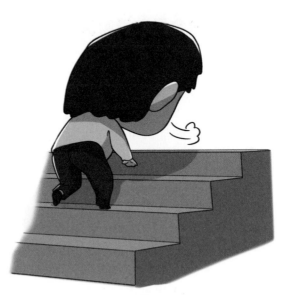

④心悸：心律失常，瓣膜疾病是房颤的常见病因。

⑤头晕：心输出量不足。

⑥水肿：包括下肢水肿及颜面部水肿，体液潴留，回流受阻。

 5.体检发现心脏瓣膜病怎么办？

一般人体检发现异常或出现相关症状时应及时就医；当出现心脏瓣膜病典型症状时，应及时就医；对于已确诊心脏瓣膜病的患者，出现新发症状或原有症状较前加重时，需及时就医。

患者如若出现面色晦暗、唇甲发绀、脉搏细数、血压下降等休克表现，活动时呼吸困难、夜间不能平卧、咳粉红色泡沫痰或突然出现呼吸困难急剧加重、明显心慌，自摸脉搏搏动不规则，应及时就近就医。

对于心脏瓣膜病易患人群或有相关临床表现的患者，应早就医、早诊断、早治疗。

6.房颤会导致瓣膜反流吗？

心房颤动（简称房颤）可能会导致瓣膜反流。房颤是一种比较常见的心律失常，可能与大量饮酒、风湿性心脏病、感染性心内膜炎等原因有关，患者可能会出现心慌、气短、胸痛等症状。房颤严重时可能会出现房颤并发心肌病、心力衰竭等，影响心肌收缩功能，使心脏功能下降，出现瓣膜反流现象。

7.风湿性二尖瓣狭窄是什么病？有什么典型表现？

风湿性二尖瓣狭窄是一种风湿性心脏瓣膜病。由于风湿热累及心脏瓣膜，引发了心脏瓣膜炎症，瓣膜出现粘连和纤维化，从而导致瓣膜口狭窄以及关闭不全，最终引发心脏扩大和心力衰竭。二尖瓣是风湿性心脏病最常累及的瓣膜，发病以狭窄多见，并且在女性中更加常见。

由于风湿性二尖瓣狭窄是逐渐进展的，患者在很长时间内可没有临床症状，但青壮年有风湿热病史。随着病情的进展，患者可出现活动后胸闷、气喘、呼吸困难，夜间呼吸困难和乏力。随着瓣膜狭窄的加重，患者可出现肝大、下肢水肿和腹水症状。部分患者可出现二尖瓣面容，表现为面色晦暗、双颊部紫红、颧骨部位暗红

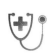

色等。

二尖瓣狭窄典型表现如下：

①呼吸困难：发生较早，早期表现为运动后呼吸困难；晚期安静状态下也会出现呼吸困难，运动、情绪激动、感染、妊娠等因素均容易诱发呼吸困难。

②咯血：扩张的支气管静脉破裂致突然咯大量鲜血，见于二尖瓣狭窄早期，肺血管弹性功能尚好时；阵发性夜间呼吸困难或咳嗽时，可出现痰中带血或血痰；急性肺水肿时，毛细血管破裂咳出大量粉红色泡沫状痰；血栓脱落致肺梗死时咯胶冻状暗红色痰，是二尖瓣狭窄伴有心衰的少见并发症。

③咳嗽：常常发生，多在夜间睡眠或劳动后出现，为干咳无痰或泡沫痰，并发感染的时候咳黏液痰或脓痰。

④伴随症状：严重扩张的左心房和肺动脉压迫左侧喉返神经，可导致声音嘶哑，压迫食管可引起吞咽困难；右心室衰竭时可出现食欲减退、恶心、腹胀等消化道症状；部分患者有胸痛症状。

8.退行性二尖瓣反流是什么病？会遗传吗？

退行性二尖瓣反流是指由于二尖瓣瓣膜结构的退行性病变，如腱索拉长、腱索断裂、瓣环扩张、瓣叶增厚等导致瓣叶脱垂进而引起的二尖瓣反流。退行性二尖瓣反流不会遗传，退行性瓣膜病变的自然病史是瓣膜、心肌和全身血管之间相互作用的结果，不会遗传。

9.主动脉瓣狭窄只能接受外科手术吗？介入做可以吗？

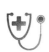 主动脉瓣狭窄不是只能接受外科手术，也可以介入做。目前主动脉瓣狭窄的治疗包括：主动脉瓣置换术、经导管主动脉瓣置换术、经皮球囊主动脉瓣扩张成形等。

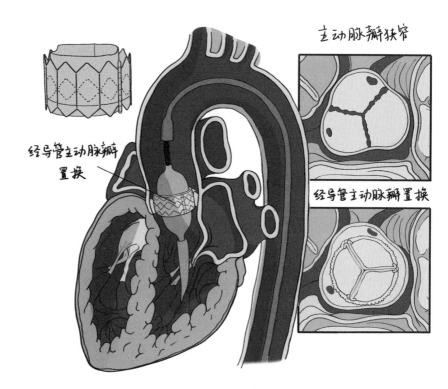

经导管主动脉瓣置换术

10. 什么情况下需要做急诊瓣膜手术?

①急性瓣膜关闭不全:因急性瓣膜关闭不全为突然起病,产生的重度反流可以出现急性肺水肿、低心排血量、低血压等症状,其往往是腱索突然断裂导致的,断裂的原因包括外伤、急性心肌梗死等,对于此类的患者,应急诊进行瓣膜手术。

②急性感染性心内膜炎:伴有生命体征不稳定或生命体征突然恶化、严重心衰、瓣周脓肿形成等。

③急性瓣膜梗阻:瓣膜急性功能障碍,严重威胁生命,非急诊手术不可挽救患者生命,如人工机械瓣功能障碍等。

11. 得了心脏瓣膜病必须手术吗?仅吃药不行吗?

心脏瓣膜病自愈几乎不可能!无论是先天发育异常导致的瓣膜畸形,还是后天的原因,比如风湿性因素累及瓣膜,或是老年性瓣膜退行性变,抑或心肌缺血导致的瓣膜病变,这些很难通过自身的修复机制来逆转,所以这时候还真不能"相信自己"。

心脏瓣膜病能靠吃药根治吗?某些药物可以短期内促使患者症状减轻或消失,尤其对于疾病早期的患者,这往往使他们产生错误的认识:原来吃药也可以治好。但其实,缓解只是暂时的,任何一种药物都不能治疗瓣膜本身的病变,在感染、情绪的变化及心率增快等因素的作用下，患者很快会再出现胸闷、憋气等不适。另外，随着时间的延长，瓣膜的病变会继续进展，甚至发展到不可挽回的地步。也就是说，药物可以暂时缓解症状，不能根治。

12.心脏瓣膜手术风险大吗？都有哪些风险？

一般而言，瓣膜手术较为成熟，风险不大。心脏瓣膜病手术的风险，主要视患者的心功能状态而定。一般情况下，如果患者在瓣膜病治疗中，未出现完全心功能衰竭、瓣膜病并发症，无其他病干扰，瓣膜病手术还是比较安全的。

现在瓣膜病手术是比较常规的手术，但是如果患者病情严重，即使做了瓣膜手术，心脏的改变也不可逆，所以远期效果并不理想。建议瓣膜病患者尽早治疗，避免并发症的发生，避免手术带来的风险。早期治疗损伤小，恢复快。

心脏手术相对其他手术而言是比较复杂的手术，而瓣膜置换手术比起其他的心脏手术，是风险相对较高的手术，进行瓣膜手术前医生要根据患者的心脏功能，判断手术风险，心功能越差，则手术风险也就越大。术后常见的并发症包括心律失常、低心排综合征等。手术的复杂程度越大，死亡率越高，如三个瓣膜置换和一个瓣膜置换的手术相比，后者的危险性相对低，这是由于复杂手术需要心脏停止跳动的时间长，对全身脏器功能的影响大。患者若术前曾反复心脏衰竭，心脏严重增大，术前病史过长，手术更可能会致死。

13. 进行心脏瓣膜手术之前都要做些什么检查？为什么？

就诊时，医生会根据患者对病情的描述，先进行简单的体格检查，一些心脏瓣膜缺陷可以通过用听诊器听患者的心音来识别。这通常是诊断心脏瓣膜疾病的第一步。

为了进一步确定瓣膜疾病的类型和瓣膜损伤的程度，医生还会开具心电图、胸部CT以及超声心动图等检查单，此外为了评估手术风险及患者的身体情况，还会进行抽血化验等。

①血气分析。明确患者有无呼吸衰竭及类型、有无酸碱中毒。在采集时，针头会刺入患者动脉，多数人会感到短暂但剧烈的疼痛。采血后，需要至少按压10分钟。

②血液化验。明确患者有无合并感染、贫血等，评估肝、肾功能是否正常。患者在采集前三天，保持清淡饮食，劳逸结合，避免过量饮酒；在采集当天，禁食禁水保持空腹；采集完毕后，注意局部按压（3~5分钟），避免出血。

③心电图检查。最基本的无创检查，通过导联记录心脏电活动，进而发现患者有无心房和（或）心室的增大，以及心室肥厚劳损的情况，还可以判断患者有无心律失常、心肌缺血甚至心肌梗死等心脏病变。

④超声心动图检查。超声心动图是一种几乎无痛的检查，医生可以清楚地看到瓣膜的关闭情况以及有无狭窄，还可以判断患者的心房心室大小，评估心功能情况、室壁运动情况，是确诊心脏瓣膜

病最可靠的方法。

⑤胸部 CT 检查。用于了解心肺情况，查看有无肺水肿、心影增大等情况，比如典型的靴形心、梨形心，还有肺动脉瓣突出等。

⑥冠状动脉造影。明确是否存在心脏瓣膜病，是否合并冠心病，如果存在冠心病，需要同时进行处理，降低手术风险。

⑦其他检查。此时还要筛查是否存在糖尿病、高血压、颈动脉狭窄、脑血管疾病等，同时也要进行腹部超声检查，明确是否存在合并肝脏、肾脏、胃、脾脏、胆囊等方面疾病，如果出现合并疾病，也需要对相关的风险进行评估、筛查。这是对心脏瓣膜病的手术风险方面进行排除的重要手段。

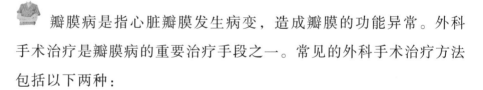

14. 心脏瓣膜置换和瓣膜修复有什么区别?

瓣膜病是指心脏瓣膜发生病变，造成瓣膜的功能异常。外科手术治疗是瓣膜病的重要治疗手段之一。常见的外科手术治疗方法包括以下两种：

①瓣膜修复。又叫瓣膜成形，通过修复瓣膜的结构和功能来恢复正常的瓣膜功能。该方法适用于瓣膜病变不严重、瓣膜未严重变形和功能障碍的患者。

②瓣膜置换。将病变的瓣膜移除，并用人工瓣膜代替，从而恢复正常的瓣膜功能。该方法适用于瓣膜病变严重以至于无法修复的患者。

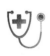

15. 瓣膜置换术后患者需要终身服用抗凝药物吗？

　　瓣膜置换手术后需要服用抗凝药物，以防止血栓形成和栓塞的发生。这是因为血液在人工瓣膜表面流动时容易形成血栓，如果血栓脱落并被输送到其他部位，就会导致栓塞，严重时甚至会危及生命。

　　抗凝药物可以有效地减少血栓的形成和栓塞的发生。根据不同的人工瓣膜类型和患者的具体情况，医生会选择合适的抗凝药物和剂量。通常情况下，患者机械瓣膜置换手术后需要终身服用抗凝药物，而生物瓣膜置换手术后需要服用一段时间的抗凝药物，具体时间因人而异。

　　需要注意的是，抗凝药物也有一定的风险和副作用，如出血等。因此，在服用抗凝药物期间，患者需要定期进行血液检查和监测，以确保药物的剂量和效果在安全范围内。

16. 瓣膜修复后耐久吗？

　　瓣膜修复手术相对于瓣膜置换手术来说，并发症风险更少，瓣膜寿命更长。但是，瓣膜修复后的耐久性还是取决于多个因素，包括患者的年龄、病情的严重程度、手术的质量以及患者的生活方式等。

　　瓣膜修复手术的目的是通过修复或重建受损的瓣膜，使其恢复正常功能。如果手术质量好且患者遵循医生的建议进行定期随访和治疗，那么修复后的瓣膜通常可以持续多年甚至终身。

然而，一些因素可能会影响瓣膜修复后的耐久性。例如，如果患者年龄较大或存在其他健康问题，如高血压或糖尿病等，那么修复后的瓣膜可能会更快地退化或失效。此外，如果患者在手术后不遵循医生的建议进行生活方式改变或药物治疗，如控制体重、戒烟、限制饮酒等，那么修复后的瓣膜也可能会受到损害。

因此，虽然瓣膜修复手术相对于瓣膜置换手术来说，瓣膜寿命更长，但具体的耐久性还是需要根据患者的具体情况来确定。

17. 心脏瓣膜成形术是怎么回事？

 （1）什么是瓣膜成形术？

我们如果把心脏比喻成一个"房子"，那么4个心脏瓣膜就是4扇"房门"，瓣膜成形术就相当于"修门"。

瓣膜成形术是一种心脏手术技术，用于治疗瓣膜疾病。在这种手术中，医生会使用特殊的工具和技术来修复或改善瓣膜的结构和功能，而不是完全替换瓣膜。瓣膜成形术可以用于治疗不同类型的瓣膜疾病，包括瓣膜狭窄和瓣膜反流。这种手术方法通常由受过专门训练的心脏外科医生或介入心脏病学专家执行。

（2）瓣膜成形术的技术优势有哪些？

一般来说，年龄在40到60岁的患者，做瓣膜修复成形手术预后更好。

①保留瓣膜组织。瓣膜成形术是一种修复瓣膜的手术，能够保留瓣膜组织，减少对人体组织的损伤。相比之下，传统的瓣膜置换手术需要完全切除瓣膜并替换成机械或生物瓣膜。

②风险低。由于瓣膜成形术对身体的侵入性小，手术时间短，患者恢复快，因此手术风险也相对较低。

③精准度高。瓣膜成形术使用先进的手术设备和技术，能够提供更高的手术精准度。医生可以使用实时图像来引导手术，使手术更加准确和安全。

（3）瓣膜成形术的受益人群有哪些？

①瓣膜狭窄患者。瓣膜狭窄是由于瓣膜在关闭时无法完全打开，导致心脏流量减少的疾病。瓣膜成形术可以帮助扩张瓣膜，改善心脏流量，从而缓解症状。

②瓣膜反流患者。瓣膜反流是指瓣膜在关闭时不能完全密封，导致心脏血液倒流的疾病。瓣膜成形术可以帮助修复瓣膜，减少血液倒流，改善心脏功能。

③年轻人。传统的瓣膜置换手术需要完全切除瓣膜并替换成机械或生物瓣膜，对年轻人来说，机械瓣膜需要终身服用抗凝药物，而生物瓣膜寿命较短，需要多次手术更换。瓣膜成形术可以保留瓣膜组织，对于年轻人来说更为适合。

④高危患者。对于一些高危患者，传统的瓣膜置换手术风险较大，而瓣膜成形术具有少侵入、风险低的特点，更适合这些患者进行手术。

18.心脏瓣膜置换术是怎么回事？

（1）什么是瓣膜置换术？

通俗地说就是把原来的"门"卸掉，重新换一个人造的"门"。瓣膜置换术是一种心脏手术，用于治疗心脏瓣膜疾病。在瓣膜置换术中，医生会完全切除不正常的心脏瓣膜，并将其替换成机械瓣膜或生物瓣膜。机械瓣膜由金属或塑料制成，生物瓣膜则通常由动物组织制成。瓣膜置换术是一种传统的心脏手术，对于严重的心脏瓣膜疾病是一种有效的治疗方法。

（2）什么样的瓣膜患者才需要做换瓣手术？

心脏瓣膜置换手术的适应证主要根据患者心脏瓣膜的损坏程度。凡是瓣膜病变严重又无法做成形手术的患者，只要全身情况允许都应争取实施瓣膜置换手术。这对患者的年龄没有绝对限制。其适应证主要有以下几类：

①严重的瓣膜狭窄或瓣膜反流。瓣膜狭窄或瓣膜反流如果严重到一定程度，会导致心脏无法正常运作，可能会引起呼吸困难、疲劳、心悸等症状，严重时可能危及生命。此时，瓣膜置换手术是一种有效的治疗方法。

②瓣膜病变导致心脏功能受损。瓣膜病变会导致心脏的收缩或舒张功能受损，导致心脏不能正常泵血。如果这种病变严重到一定程度，可能需要进行瓣膜置换手术。

③机械瓣膜或生物瓣膜衰败。如果已经进行了瓣膜置换手术并安装了机械瓣膜或生物瓣膜，但是这些瓣膜衰败了，可能需要再次

进行瓣膜置换手术。

　　心脏的四个瓣膜，如果出现了瓣膜关闭不全或者狭窄，应该说，瓣膜修复是比较理想的治疗手段，但总有一些患者的瓣膜病变不适合修复，又严重影响到心脏的功能或者导致心脏的扩大，那么，这些不适合修复的瓣膜就需要置换人工瓣膜。

19. 瓣膜置换用的是什么东西？有什么区别吗？

　　瓣膜置换用的是人工心脏瓣膜，分为机械瓣膜与生物瓣膜两种。

　　机械瓣膜瓣环里面的瓣叶采取的是热解碳或一些高科技的非生物制品的材料。它的耐磨性比较好，正常使用的话大概可以达到30年的使用寿命。使用机械瓣膜置换会存在长期抗凝的问题，而且进行瓣膜置换的患者需要进行选择性的饮食，需要长期服用抗凝药，也要进行非常规的抗凝效果的复查，而且有一部分患者，在远期抗凝的情况下，会引起抗凝的并发症，导致死亡。

　　另外一种瓣膜叫生物瓣膜。生物瓣膜中主要瓣叶的成分，是来自于猪的心脏瓣膜的主动脉瓣或肺动脉瓣，或者是牛的心脏外面的一层包膜。这种瓣叶的优点是生物相容性比较好，不需要长期进行抗凝。但是，因为是外来的生物制品，生物瓣膜的衰退比机械瓣膜快。所以，大多数生物瓣膜的使用时间是远远比不上机械瓣膜的。因此对于一些年轻患者不太适合。

　　选择使用哪种类型的人工瓣膜取决于患者的具体情况和医生的

建议。一般来说，年轻患者和需要高强度活动的患者通常更适合使用机械瓣膜，而年龄较大或有其他健康问题的患者可能更适合使用生物瓣膜。

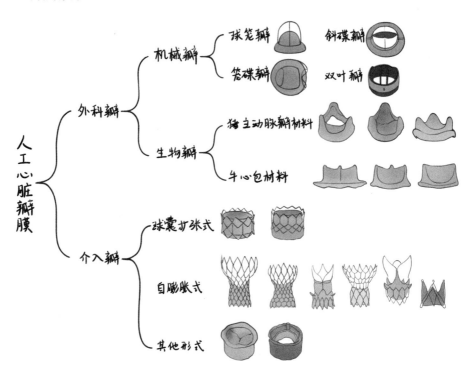

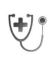

 20.什么是微创心脏瓣膜手术？

微创心脏瓣膜手术是指比传统的心脏直视手术创伤更小的手术。这些技术旨在减少手术创伤，缩短恢复时间，并最大限度地减少并发症。心脏瓣膜疾病的微创手术包括：

①经导管主动脉瓣置换术（TAVR）。TAVR也称为经导管主动脉瓣膜植入术（TAVI），用于替换严重主动脉狭窄患者的主动

瓣，通常通过腹股沟的股动脉或左侧胸部的小切口经心尖将可折叠人工瓣膜通过导管输送到预定位置。新的瓣膜在现有瓣环内扩张，将自体病变的瓣叶推到一边，恢复瓣口正常的血液流动。

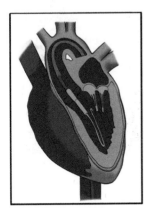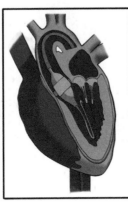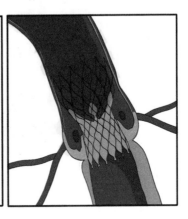

②经心尖二尖瓣置换术（TMVR）。TMVR是一种微创手术技术，适用于二尖瓣疾病如二尖瓣反流或二尖瓣狭窄患者。对于手术并发症风险高或被认为无法手术的患者来说，经心尖二尖瓣置换术是传统心脏直视手术的一种微创替代方案。这个手术通常在肋骨之间的胸部做一个小切口，以进入心尖，然后通过切口插入导管，并将人工瓣膜引导到现有二尖瓣内的适当位置。新瓣膜通常安装在支架上，并且可以是球囊扩张或自膨胀式的。一旦人工瓣膜处于正确的位置，它就会扩张，将出现故障的瓣膜小叶推到一边，恢复正常的血液流动。

③经导管二尖瓣钳夹术（MitraClip）。MitraClip手术适用于不适合心脏直视手术的二尖瓣反流患者，通过腹股沟的股静脉插入导管，穿过房间隔将MitraClip装置引导至二尖瓣。该装置将瓣膜前后瓣叶夹在一起，以达到减少反流、改善血流动力学的目的。

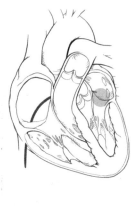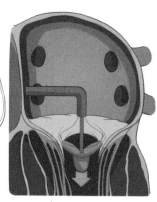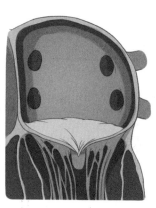

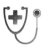

④经导管三尖瓣修复系统（Trialign）手术。Trialign手术是一种微创、经导管治疗，适用于有症状的功能性三尖瓣反流患者。手术是通过腹股沟的一个小切口将导管置入股静脉并推进到三尖瓣。手术由实时成像指导，通常使用超声心动图和荧光透视，在三尖瓣环（瓣膜开口周围的纤维环）中放置缝线，然后将这些缝线收紧并固定，使瓣膜小叶更紧密地结合在一起，减少反流。

⑤其他微创瓣膜手术。一些心脏瓣膜手术可以通过较小的切口或使用机器人辅助进行。实例包括微创二尖瓣修复或置换术和微创主动脉瓣置换术。

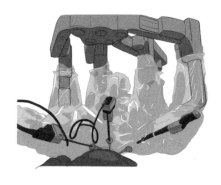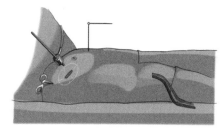

还有的方法可能涉及在胸部、肋骨之间或通过胸骨进行小切口，使外科医生能够使用专用仪器和/或机器人辅助进入心脏瓣膜。

心脏瓣膜病的微创手术在减少手术创伤、失血和恢复时间方面显示出了良好的效果。然而，它们并不适合所有患者。手术的选择取决于瓣膜疾病的类型和严重程度、患者的整体健康状况以及医疗团队的专业知识等因素。患者需要与心脏内、外科医生讨论可能的选择，以确定适合自己的最佳手术方案。

21. 微创心脏瓣膜手术和传统开胸手术，有哪些不同？

心脏瓣膜微创手术和传统开胸手术的区别在于创伤大小。心脏瓣膜手术包括常规胸骨正中切口、右前外侧微创小切口和经介入导管的心脏瓣膜手术，传统的心脏手术需要在胸前开一个20厘米的大切口，很多患者对此都非常恐惧。这些年随着技术的发展，很多心脏外科医生都在想办法减轻患者的创伤，尝试各种各样的手术方式。

目前心外科瓣膜微创手术分两种。第一种，介入手术，包括主动脉瓣的介入置换、二尖瓣的介入、肺动脉瓣扩张术等。目前开展最多的是主动脉瓣介入手术，国产和进口产品都已广泛临床应用，其在美国已经超过外科主动脉瓣置换（包括小切口主动脉瓣置换术）成为新的主流。二尖瓣的介入手术主要包括瓣叶的缘对缘和人工腱索植入，缘对缘的技术基本成熟，有着不劣于传统开胸手术的效果，甚至在某些方面优于传统开胸手术。第二种，各种小切口或者胸腔镜辅助下手术。单纯二尖瓣、三尖瓣的腔镜或者小切口（下面统称微创）手术已经很成熟了，某些术后指标优于传统手术；主动脉瓣胸骨上段切口现在是主流，胸骨旁切口已经在相当多的患者里应用；小切口多瓣膜手术，部分条件合适的患者可以开展，暂未普及。最终医生会根据患者的适应证选择最适合患者病情的手术方式。

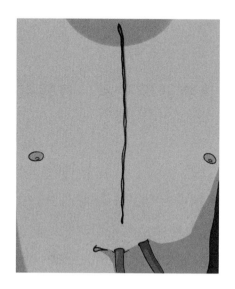
传统正中切口

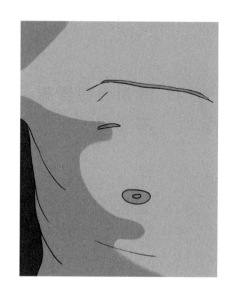
胸骨旁小切口

22.为什么有的手术不适合用机器人来做？

心脏机器人手术目前在国内还没有大规模开展。心脏微创手术有明确的手术适应证，如单纯的二尖瓣病变、三尖瓣病变、左房黏液瘤等，还包括一些简单的先天性心脏病，如房、室间隔缺损等。复杂的多瓣膜疾病、复杂的先天性心脏病、多支病变的复杂冠心病、心脏功能较差的患者以及胸腔粘连的患者就不适宜此项手术。

23. 心脏瓣膜术后居家要注意什么？患者能干重体力活吗？

很多人在心脏瓣膜手术治疗后想进行一些剧烈活动或者重体力活，因为怕影响康复而不太敢去运动。患者做心脏瓣膜手术的目的，首要的是延长寿命，其次就是提高生活质量。其中干活与体力运动都是患者提高生活质量的好方法。只要术后复查的时候，患者心功能是正常的，其他器官的状况也是良好的，就可以进行正常的活动。

但对于一些长期患病或者极重度心功能受损患者，还是不宜选择需要爆发力、非常剧烈的活动。对于抗凝的患者，有些职业会引起出血，有感染的风险，也是需要谨慎选择的。

身体是革命的本钱。在心脏瓣膜手术后，患者如果想要进行运动或工作，一定要先咨询专业医生的意见，才可进行；如果运动或者工作过程中身体产生不适，一定要立刻停止活动，并且立刻到医院进行诊断与治疗。

24. 心脏瓣膜术后吃抗凝药期间，有什么用药方面的注意事项？

人工瓣膜主要有两种，一种是生物瓣，一种是机械瓣。由于人工瓣膜对心脏而言是一种"异物"，血液容易在人工瓣膜上凝固，进而导致血栓或人工瓣膜功能障碍，因此，所有"换瓣"患者都需要进行抗凝治疗。

"换瓣"术后的抗凝治疗至关重要，是一项长期而细致的任务。如果抗凝不当，容易引发血栓栓塞（抗凝不足）或出血（抗凝过度），严重时会危及生命。服用华法林的患者应定期去医院检查凝血指标。通常情况下，抗凝治疗应在术后第二天开始。医生会根据每天测得的凝血酶原时间，给患者服用一定剂量的华法林。随着患者饮食量、饮食结构的改变，凝血酶原时间会不断发生变化。因此，患者出院后应定期复查凝血酶原时间。在最初的两个月内，患者应每1~2周复查一次。若凝血酶原时间稳定，可延长至每月复查1次。若连续一年稳定，复查间隔时间可再延长，但不能长于2个月。用药期间，患者还应注意自己是否有牙龈出血、鼻出血、皮肤瘀斑、月经增多等现象，若有的话，也应及时就医。

需要提醒的是，部分药物会影响抗凝药物的疗效，应尽量避免同时应用。若必须用，则应及时调整抗凝药物的剂量。比如，吲哚美辛（消炎痛）、阿司匹林、甲硝唑、磺胺类药物会增强抗凝作用，维生素K、苯巴比妥、甲丙氨酯（眠尔通）、避孕药及激素类药物会降低抗凝作用。另外，若患者合并肝胆疾病和心力衰竭，其体内维生素K的制造与分泌减少，抗凝药的作用会增强，也应酌情减少抗凝药的剂量。

25.瓣膜术后吃抗凝药，饮食有什么"忌口"吗？

患者术后的饮食可干扰抗凝作用。经常吃菠菜、青菜、苜菜、白菜、西红柿、菜花、鲜豌豆等蔬菜且量较大者，或经常吃较多肉食，如猪肝或水果等，都可使凝血酶原时间缩短，因为这些食品中维生素K含量较多。出院后，患者一般不用限制饮食，可以改善伙食，改变食物品种，但不要长期地、单调地吃某一种含维生素K量多的蔬菜，当然也不必改变吃蔬菜的习惯。在某一短期内吃维生素K含量多的蔬菜及饮食明显增加或减少时，应复查凝血酶原时间，并根据结果调整。饮酒可以影响华法林的代谢，因此在抗凝期间，患者尽量不要饮酒，更不能酗酒。

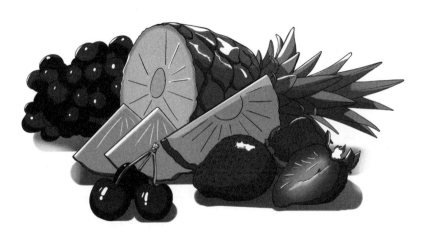

 26.除了饮食，瓣膜术后有什么生活上要注意的？

对心脏瓣膜病患者而言，做"换瓣"手术可有效改善心脏功能，提高生活质量。不过，手术只是治疗的第一步，患者在术后还需严格遵循6大注意事项，以便巩固手术效果，避免各种并发症的发生。

①一般情况下，"换瓣"手术后1周，患者即可出院。回家以后，患者一般需休养3~6个月。术后3个月内是恢复手术创伤、稳

定各系统和器官功能的重要阶段，患者在此期间应充分休息，避免感冒。生活要有规律，不宜过度疲劳和过度兴奋。可适当活动（如散步、做少许家务等），但若在活动中有心慌、气短等不适，应立即休息，并适当减少活动量。

②患者在术后2周即可淋浴洗澡，洗澡时应注意避免受凉，也不要搓擦伤口，洗澡后应用消毒药水清洁伤口。若发现切口有渗液、红肿等异常症状，应立即去医院就诊。由于胸骨的愈合时间一般为3个月左右，故患者在术后早期应避免扩胸运动，也不要提重物或抱小孩。另外，患者在术后3个月内不要开车。

③术后3~6个月逐渐恢复常态。若恢复顺利、无并发症发生，患者可于术后3个月起，循序渐进地增加活动量（以"无心慌、气短"为度），直至逐渐恢复到正常的工作、生活状态。康复过程中，患者应时刻保持愉快的心情和乐观、积极的心态，不要急躁，也不要过分担忧。同时，也不要因一时兴起或急于求成，猛然增加活动量或工作负荷，以免造成心功能损害。

④饮食清淡，戒烟戒酒。出院后，患者可根据个人的饮食习惯逐步恢复正常饮食，适当加强营养，以促进伤口愈合。当然，"加强营养"并不代表天天吃山珍海味或大量进食补品，而是要多吃有营养、易消化的食品，如瘦肉、鱼、鸡蛋、水果和时令蔬菜等。

⑤遵医嘱服药，不擅自停药。为保护和改善心功能，患者在术后不能骤然停药，应严格按照医嘱服药。同时，患者还应密切留意自己的尿量变化，观察是否有水肿或四肢沉重感，还要监测自己的脉搏，若脉搏小于每分钟60次，应暂停服用地高辛。一般来说，患者在术后需服药3个月，以后可根据复查情况在医生指导下逐渐减少药量。

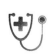

⑥坚持抗凝治疗（前面已讲，不赘述）。

27. 换瓣患者应该如何复诊？

"换瓣"术后，患者应定期去医院复查，以便医生及时了解恢复情况，调整治疗方案。需要提醒的是，患者在出院后一定要保管好出院小结。复查时，患者应带好出院小结和各项检查报告，如X线胸片、心电图、化验单等，并向医生详细介绍自己的恢复情况，如目前的活动量如何（能上几层楼，能行走几千米路等），能从事什么样的工作和体力活动，平时有什么不适症状，饮食情况如何，每日尿量多少，最近是否去医院检查过，目前在吃什么药，用量和服用方法怎样等，以便医生全面评估现阶段病情，指导下一步治疗。一般术后半年、一年及以后每年，患者都需要复查超声心动图，以便了解心功能恢复程度和人工瓣膜的功能状况。

28. 抗凝药物调节总不稳定，有哪些影响因素？

①药物的影响：这些药物有保泰松、水合氯醛、利尿酸、甲状腺素、口服避孕药等。

②实验室影响：如果衡量凝血功能的指标（INR）长时间很稳定，突然发生波动，可以当天或者第二天再次复查一下。

③疾病的影响：脂肪痢与胆道阻塞、急性病毒性肝炎、甲状腺功能亢进、外科术后感染、高热等疾病可使INR出现波动。

29.换机械瓣膜后还能做核磁共振检查吗？

核磁共振成像（MRI）检查已经成为一种常见的影像检查方式，MRI作为一种新型的影像检查技术，不会对人体健康有影响，但六类人群不适宜进行核磁共振检查，即安装心脏起搏器的人、有或疑有眼球内金属异物的人、动脉瘤银夹结扎术的人、体内铁磁异物存留或有金属假体的人、有生命危险的危重患者、幽闭恐惧症患者等。

根据2007年的美国心脏协会（AHA）声明，市面上几乎所有的人工心脏瓣膜与瓣环，都是MRI检查安全的，可以在任意时间进行≤3T的磁共振检查。此外，固定胸骨的"铁丝"也被证明是MRI检查安全的，但由于各地区材料的差异性，也许会有局部热效应产生的可能。如有特殊疑问，需咨询主治医生。

30.长期用华法林抗凝太麻烦了，是否可以改用其他药物或者服用中药治疗？

千万不可！对于机械瓣置换术后的患者，需要终身服用华法林抗凝，目前（截至2024年）无其他口服抗凝药进行代替；对于生物瓣置换术后有合并房颤或者其他需要进行抗凝的疾病的患者，可以在医生指导下进行新型口服抗凝药的替换。千万不可在没有主治医生指导的情况下自主抗凝，更不可相信没有证实的传统医药或者任何"偏方"。

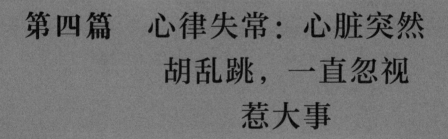

第四篇　心律失常：心脏突然
胡乱跳，一直忽视
惹大事

1.什么是心律失常？

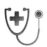

心脏是我们身体中非常重要的器官，也是一个非常有节奏感的器官。心律失常就是心脏的节奏被打乱了，有时候快得像追逐兔子，有时候慢得像乌龟爬行。当心脏的节奏不正常的时候，我们会感到心慌、气短，甚至昏厥，所以说心律失常可不是闹着玩的！

当然心律失常是可以诊断、治疗、预防的。首先，我们要找出心律失常的原因，可能需要进行心电图、心脏超声等检查。治疗的方法有很多种，比如药物治疗、手术治疗等。而且，我们还可以通过一些简单的生活方式改变来预防心律失常，首先我们要保持健康的生活方式，比如不熬夜、不抽烟喝酒、不暴饮暴食。此外，适量运动也是非常重要的，可以选择自己喜欢的运动方式，比如跳舞、打篮球、骑自行车等。希望大家都能保持健康的心脏节奏，远离心律失常的困扰！

2.心律失常如何分类？

心律失常就是心脏的"节拍器"没有按照常规节奏，导致心跳忽快忽慢、忽强忽弱。心律失常大体可以分为三类：心动过速、心动过缓和心律不齐。这就像是一个人跑步，突然像兔子一样快，或者像乌龟一样慢，或者跑跑停停，完全没有规律可言。

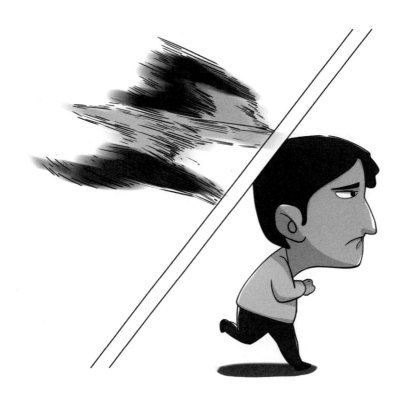

 3.何谓心脏激动起源异常？

　　想象一下，心脏是一个乐团，正常情况下，指挥棒在一个叫
"窦房结"的老指挥手里。他负责发出指令，让心脏以规律的节奏
跳动。但如果其他乐手突然抢过指挥棒，或者老指挥失了手，音乐
就会变得不和谐，这就是激动起源异常，是心律失常的一种。

　　有三种常见的"小叛逆"：

　　①早搏。就像是乐队中有人提前敲了一下鼓，让心跳提前发生
了。这种情况偶尔发生是正常的，但如果频繁出现，就需要去医院
检查了。

②心动过速。这就像是乐队突然加快了节奏，心脏跳得飞快。这可能是由于某个区域的细胞过于兴奋，或者电激动在局部发生"折返"不断转圈造成的。

③颤动。这是最严重的一种，想象一下，所有的乐手都在各奏各的，完全没有了协调。如果心脏的上半部分——心房，快速而不规则地抖动，就会严重影响了整个乐队的表演，心脏功能显著下降。假如心脏的下半部分——心室，快速而不规则地抖动，血液就无法通过动脉送到身体的各个部分，会有致命危险。

4.何谓窦性心律失常？有哪几种分类？

窦性心律失常是指心脏起搏点位于窦房结的心律异常，就像你家里的闹钟突然开始随意跳舞一样，节奏不太正常。

窦性心律失常主要分为三种类型。第一种是窦性心动过缓，也就是心率过慢，就像你家里的闹钟慢慢地、慢慢地走着。这可能导致你感到疲倦和无力，甚至有的时候出现停跳，又称为窦性停搏。还有一种叫作窦性心动过速，这是指心率过快，就像你家里的闹钟突然加速跳跃一样。这可能导致你感到心慌和气短。第三种叫作窦性心律不齐，这是指心脏的节律不太规律，就像你家里的闹钟时快时慢一样。这可能会让你感到心悸和不适。

如果你怀疑自己有窦性心律失常，最好去医院进行详细的检查和诊断。医生会根据你的症状和体检结果制订相应的治疗方案，可能会包括药物治疗、心脏起搏器植入或其他治疗方法。

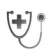

5.什么是心脏传导阻滞?

心脏传导阻滞是一种心脏电信号传导受阻的情况,就像是高速公路上的交通堵塞一样,心脏的电信号在传递的过程中遇到了障碍,导致心脏无法正常跳动。心脏传导阻滞按照程度分为三种。

①一度传导阻滞。这种阻滞就像是高速公路上的缓行,心脏电信号在传递的过程中有一小段时间延迟。不过不用担心,一度传导阻滞在大多数情况下是无症状的,不会对健康产生太大的影响。

②二度传导阻滞。这种阻滞就像是高速公路上的交通堵塞,心脏的电信号传递会时不时地受阻。这时候,心脏会出现一些不正常的跳动,俗称"心慌"。不过不要太担心,二度传导阻滞通常是可逆的,一段时间后就能恢复正常。

③三度传导阻滞。这种阻滞就像是高速公路上的封路,心脏的电信号传递完全被阻断。这时候,心脏就无法正常跳动了,俗称"心脏停搏"。这种情况非常严重,需要紧急处理,否则可能危及生命。

如果发现了心脏传导阻滞,我们一定要高度重视。造成心脏传导阻滞的原因有很多,比如年龄增长、心脏病、药物副作用等。有些人天生就有心脏传导阻滞的倾向,这就是先天性传导阻滞。医生会根据患者的情况制订相应的治疗方案,可能包括药物治疗、心脏起搏器植入等。

6.哪些疾病中常见心律失常？

　　心脏疾病或全身性疾病都可以产生心律失常。

　　心脏疾病包括任何的心脏病，在中老年中最常见的有冠心病，而在年轻人中最常见的是心肌炎，尤其是病毒性心肌炎。

　　心肌病也常见心律失常，该疾病可累及各个年龄段。风湿性心脏病曾经是心脏疾病中最常见的疾病，在疾病的中晚期常并发心律失常。但当今抗生素普遍应用，该疾病已不是心脏病中的常见病。

　　任何心脏的疾病都可能进展为心力衰竭，一旦进展到心力衰竭，心律失常的发生率将大大提高。

　　引起心律失常的全身性疾病常见的有：糖尿病、甲状腺功能异常、肺功能障碍、肾衰竭和贫血等。值得一提的是，血液中某些电解质的紊乱或某些药物的应用也可导致心律失常。

7.心律失常有哪些不适的感觉？

　　心律失常的症状包括心律失常本身的症状和由心律失常引起心脏输出血量不足的症状。对于心跳的不规则，每个患者的自我感觉有极大的不同。许多患者可感到各种类型的心律不规则，然而另一些患者，对短阵性心动过速，可能无自我感觉。在有心律失常症状的患者中，最常见的主诉是心悸，"一种心跳沉重或过快的不适感"。患者对这些症状有着不同的描述。最常见的描述是胸部撞击感，或咽颈部阻塞感，或心跳停顿感；用医学语言来讲是"心悸"，即心跳不舒服的感觉；通俗的称法有心慌、心跳乱等。

正常情况下，人并不感到心在跳动，感到心脏在怦怦地跳，就可描写为心悸。心律失常可表现为心动过速或过慢，或心跳节律不规则，这些都将减少心脏输出的血量。

对于有病变的心脏，输出血量不足，可以诱发心力衰竭，常见气急或呼吸困难等症状。输出血量不足还将使人体中重要脏器得不到足够的血供，引起相应的症状，心脏本身得不到足够的血供将产生胸痛或心绞痛，大脑得不到足够的血供，轻者头晕，重者可突然晕厥。不同类型的心律失常可有不同的自我感觉，同类心律失常，不同的患者，不同的心脏疾病，其自我感觉也相差很大。

8.什么检查能查出心律失常？

目前而言，最简便有效的检查是心电图。心脏的体格检查，能发现心律失常，但要明确心律失常的性质，必须由心电图来完成。心电图用于临床上已经100多年了，随着科技的发展，心电图已经形成多种类型，最常用的、大部分医院都具备的是普通心电图，也称常规心电图。特种心电图常用的有长时间心电图、运动心电图等。长时间心电图又包括动态心电图、片段式心电图、电话心电图和监护心电图等。

普通心电图能查出心律失常，尤其是频发的心律失常，普通心电图很易诊断。但是普通心电图的缺点是记录时间不长，对于偶发的或突发的心律失常，则难以捕捉。普通心电图检查的要求是必须完成常规12导联的记录，有条件的话，最好是12导联同步记录，有利于对心律失常的分析。

当普通心电图难以捕捉到心律失常时就需要动态心电图（又称24小时心电图）上场了。其用特定的记录盒，让患者佩带24小时，或更长的时间，记录盒能记录佩戴期间患者所有的心电资料，记录结束后，经计算机处理显示心电资料，便成了动态心电图。动态心电图的优点是记录时间长，记录过程中患者可以进行正常的生活。动态心电图的价值：第一是能明确心律失常的诊断，尤其对于偶发或突发的心律失常，有其独到的价值；第二是可以定量心律失常发生的频度，有助于对心律失常危险性的判断；第三是可以判断心律失常治疗的效果；第四是可以用于鉴别一些症状，某些症状可以由心律失常引起，也可能不是心律失常引起的，可通过动态心电图加以鉴别。

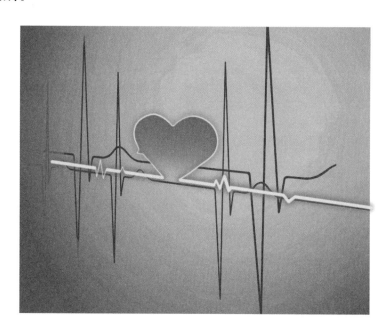

9.动态心电图报告应包括哪些基本内容？

　　动态心电图最基本的功能是心律失常分析和心肌缺血分析，因此动态心电图报告应包括以上两项基本内容。对于心律失常分析，报告中应给出：平均心率、最高心率和最低心率，心律失常的定性（是什么类型）和定量（有多少数量）诊断，心律失常的时间分布和心律失常与患者症状之间的关系等。对于心肌缺血分析，同样包括定性（有无心肌缺血）和定量（缺血的程度）的诊断，以及心肌缺血与心率、活动和症状之间的关系。除了以上基本功能外，动态心电图还有其他特定的功能，如起搏器功能分析和心率变异性分析。一份完整的动态心电图报告，不仅要有文字和数字，还应附上典型的条图。

10.何谓临床电生理检查？

　　电生理检查全称是心脏电生理检查，主要用于有临床症状而普通心电图、动态心电图、食管调搏心电图检查不能确诊的患者。它不但可以明确诊断，还可以进行心律失常药物指导和经皮导管射频消融治疗。它是一种评价心脏电功能状态的精确而有创的检查手段，在监测心脏自身心率或起搏心率时，可以记录心内电活动，分析它的表现、特征，进行推理、判断，做出临床诊断。

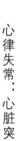

心律失常：心脏突然胡乱跳，一直忽视惹大事

第四篇

临床电生理检查是一种有创伤性的检查。检查时需将检查导管经大血管插入至心腔内，从心腔内记录心脏的电活动，或给予刺激后再记录心脏电活动。这是一种利用心内心电图记录和心内刺激技术诊断心律失常和评价治疗效果的方法，包括体内希氏束电图记录及与之结合的心内膜标测及程序刺激，可用于房室传导阻滞及异位性心动过速的精确诊断，也用于抗心律失常药物的选择、起搏器的应用、导管消融及外科手术治疗等。

11. 心律失常有什么危险？

心律失常的危险主要还是因心律失常引起的重要脏器供血不足或者栓塞。最危险最紧急的情况是猝死，尽管发生率不高，但是这种严重心律失常引起的心跳骤停，脑部供血不足，进而猝死，常常发生得毫无征兆并迅速进展，如果不在"黄金心肺复苏"时间内进行有效心肺复苏，死亡率和致残率极高。

其次是发生重要脏器供血不足的危险性。对心脏本身来讲，可能诱发严重的心肌缺血和急性心功能不全。对于大脑来讲，严重的供血不足可能发生晕厥，严重时可使大脑中枢产生不可逆的损伤，患者在倒地时还可能伤及身体某些部位。对于肺脏来讲，大脑中枢的损伤可能诱发呼吸障碍。在心律失常中，房颤占有很大比重，其主要危险是因房颤引起的心脏内血栓形成，血栓一旦脱落可能造成脑栓塞，进而引发一系列病症。对于肾脏来讲，如果原本已存在功能不全，则可能进一步加重。

12. 什么是早搏?

过早搏动简称早搏,是指异位起搏点发出的过早冲动引起的心脏搏动,为最常见的心律失常。早搏可发生在窦性或异位性(如心房颤动)心律的基础上,可偶发或频发,可以不规则或规则地在每一个或每数个正常搏动后发生,形成二联律或联律性过早搏动。按起源部位早搏可分为窦性、房性、房室交界性和室性四种。其中室性早搏最常见,其次是房性,交界性较少见,窦性早搏罕见。早搏可见于正常人,或见于器质性心脏病患者,常见于冠心病、风湿性心脏病、高血压性心脏病、心肌病等。早搏亦可见于奎尼丁、普鲁卡因胺、洋地黄或锑剂中毒,血钾过低,心脏手术或心导管检查时对心脏的机械刺激等。

13. 有了心律失常是不是一定要治疗?

心律失常的类型有很多,是否需要治疗取决于其危害性。

并不是所有心律失常的患者都需要治疗,但服用一些抗心律失常药物,可能会让情况变得更加严重,所以要分清楚到底哪些类型是不需要治疗的。

对于身体危害性比较小的心律失常问题不需要治疗,几年才发作一次或者发作只持续几分钟或者是几秒钟就恢复了,虽然有心律

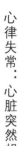

失常问题，但是几年或者十几年都没有任何的影响，也不需要治疗。

功能性心律失常一般也是不需要治疗的，心脏结构正常以及心脏功能正常的人很容易有这样的问题，在进行活动的时候可能情况反而有所好转，这是一种可逆性的病变。

还有一些患者可能心律失常已经固定了，没有办法再发生逆转，那么进一步治疗没有多大的意义，像一度房室阻滞、房间阻滞、房内阻滞等。有一些心律失常患者身体并没有任何不舒服的症状，那么也无需用特殊方法治疗，只需要定期到医院检查身体就可以了。

当然，心律失常患者虽然不需要用特殊方法治疗，但是需要好好监测，只有及时到医院定期复查才能了解身体情况，如果发生了改变就需要及时处理。

14. 心律失常的发病情况如何？

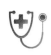

心律失常是一组心血管疾病，其发病情况相当复杂。它可能由于窦房结激动异常或激动产生于窦房结以外，导致心脏搏动的频率和（或）节律异常。心律失常可单独发病，也可与其他心血管病伴发，且其发病率受多种因素影响。

心律失常的临床表现因其类型和严重程度而异。轻度的心律失常可能对血流动力学影响甚小，故无明显的临床表现。然而，较严重的心律失常可能导致心悸、胸闷、头晕、低血压、出汗，甚至晕厥、阿斯综合征、猝死等严重后果。

总体上，心律失常的发病率极高，几乎每个人一生中都会有心律失常的体验，但大多数心律失常比如早搏、窦性心动过速没有多大危险性。因此，对于心律失常的预防和治疗，需要综合考虑患者的具体情况，采取个体化的治疗策略。同时，提高公众对心律失常的认识和了解，加强健康教育，也是预防心律失常的重要措施。

15.进食会引起心律失常吗？

进食确实有可能引起心律失常。这主要是因为进食后，胃黏膜处于充血状态，导致血流量增加，进而使得心脏供血量和输出量也相应增加，从而加重心脏的负担。这种负担的增加有可能引发心脏缺血、心律失常甚至心肌梗死。当人们进食过饱时，迷走神经会变得兴奋，这会对房室结、窦房结产生影响，从而可能出现心律失常。如果暴饮暴食，胃肠道的血液增多会导致心脏供血相对减少，从而更容易诱发包括心律失常在内的心脏病急性发作。

另外，对于某些患者，在大块食物吞咽经过食管靠近左心房的节段时，对左心房后壁的机械刺激会引起心房颤动或房性心动过速。这部分患者一定要细嚼慢咽。

因此，我们日常饮食应适量，避免过饱，并保持良好的饮食习惯，以预防心律失常的发生。如果出现心律失常的症状，应及时前往医院就诊，由专科医师评估病情并制订个体化的治疗方案。

16.饮茶、咖啡会引起心律失常吗?

饮茶和咖啡都有可能引起心律失常,这主要取决于个体的健康状况、饮用量以及茶叶或咖啡的浓度。

首先,茶叶和咖啡中都含有咖啡因,这是一种能够刺激中枢神经系统的物质。咖啡因进入人体后,会使心跳加速、血压升高。对于一些易感个体,特别是那些已经存在心脏问题的人,如冠心病、扩张型心肌病以及心肌炎患者,这种刺激可能会引发心律失常,如室性早搏或室性心动过速等。

其次,饮茶的浓度。浓茶中的咖啡因含量更高,因此更容易引起神经系统过度兴奋,从而增加心律失常的风险。

第三,个体的咖啡因代谢能力和敏感性不同。有些人可能对咖啡因比较敏感,即使是少量的咖啡因也可能导致他们出现心律失常的症状。

总的来说,虽然饮茶和咖啡在适量的情况下对大多数人来说是安全的,但对于已经存在心脏问题的人或对咖啡因敏感的人来说,还是要控制饮用量,避免饮用浓茶或浓咖啡,如果出现任何不适症状,应立即停止饮用并寻求医生的建议。同时,保持健康的生活方式,如均衡饮食、适度运动和充足休息,也有助于降低心律失常的风险。

17.性生活会引起心律失常吗?

性生活本身不会导致心律失常。心律失常多与遗传、心血管

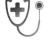

疾病、甲状腺功能异常等因素有关，而与性生活之间没有直接的因果关系。

然而，需要强调的是，对于有基础心脏疾病的患者，过于激烈兴奋的性生活可能会增加心脏负担，从而可能诱发心律失常或加重其症状，甚至少数人发生心脏性猝死。另一方面，有器质性疾病的患者一定要慎重使用助性药物，某些药物可能会影响到心血管功能状态甚至引起心律失常。特别是在性生活过程中，患者如果出现明显的心慌、胸闷、气短等不适症状，应立即停止，并及时就医进行心电图等相关检查，以明确是否存在心律失常或其他心脏问题。

总的来说，虽然性生活本身不会导致心律失常，但对于有心脏疾病的人群来说，仍需要咨询专业医师，有节制、轻柔缓慢地进行性生活，以避免诱发包括心律失常在内的心血管事件，造成危险。如果有阳痿早泄症状，一定要找专业医生指导用药，不可轻信偏方或自行购买药物。

18. 噩梦与心律失常有何关系？

噩梦与心律失常之间确实存在一定的关系，尽管这种关系并不是完全明确的。噩梦是指在睡眠中出现的不愉快且恐怖的梦境，常伴随着焦虑、恐惧等负面情绪。而心律失常则是指心脏搏动的频率和节律异常，可能由多种原因引起，包括遗传因素、器质性心脏病、内分泌失调等。

研究表明，心脏病患者更容易出现呼吸问题，这会导致大脑供氧量降低，从而增加做噩梦的风险。心律失常作为心血管疾病中的常见病，其症状如心慌、气短、胸闷等，不仅影响睡眠质量，还可能直接触发噩梦。此外，噩梦所带来的负面情绪和生理反应也可能进一步加剧心律失常的症状。

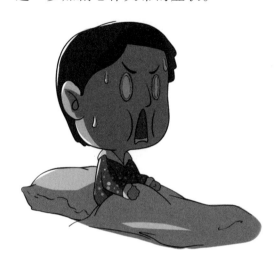

对于经常做噩梦的人来说，尤其是伴随心律失常症状的人群，应该及时就医，进行相关检查和治疗。同时，保持良好的生活习惯和心态，避免过度劳累和精神紧张，也是预防噩梦和心律失常的重要措施。

19. 晕厥与心律失常有何关系？

晕厥是指短暂的意识丧失和倒地，通常由脑部血流供应不足引起。心律失常是指心脏的正常心律被打乱，包括心动过速、过慢、不规则等。

那么，晕厥和心律失常到底有什么关系呢？让我们一起来揭开这个谜底！晕厥和心律失常之间确实存在一定的关联。有些心律失常可以导致晕厥发生，而晕厥本身也可能是心律失常的症状之一。这是因为心律失常会影响心脏的正常收缩和泵血功能，导致血液供应不足，从而引起晕厥。首先，心动过缓是一种可能导致晕厥的心律失常。当心率过慢时，心脏无法提供足够的血液给身体各个部分，尤其是大脑，因此会出现晕厥的症状。其次，心动过速也可能导致晕厥。某些快速的心律失常，如心房颤动或室上性心动过速，会使心脏无法有效地泵血，从而导致血流供应不足，引发晕厥。此外，心室颤动是一种严重的心律失常，会导致心脏无法正常地收缩和泵血，造成血流供应中断，进而引起晕厥和心搏骤停。

需要注意的是，并非所有心律失常都会导致晕厥，而且晕厥也可能由其他原因引起，如低血压、低血糖、神经介导性晕厥等。因此，如果有晕厥症状，应及时就医进行评估和诊断，以确定具体原因并采取适当的治疗措施。

20. 心律失常与性别、年龄有关吗？

心律失常是指心脏的正常心率被打乱，导致心动过速、过慢或不规则等情况。性别对心律失常确实有一些影响。例如，有些心律失常在男性中更常见，而另一些在女性中更常见。这是因为男性和女性在心脏结构和激素水平上存在一些差异。

年龄也是一个重要的因素。随着年龄的增长，心脏的功能和结构会发生变化，这可能增加心律失常的风险。老年人更容易出现心动过缓或心房颤动等心律失常。而年轻人则可能患上室上性心动过速等其他类型的心律失常。年轻人也不是完全安全的。虽然心律失常在年轻人中相对较少见，但一些遗传性心律失常，如长 QT 综合征，可能会在年轻人中发生。所以，不管年纪大小，我们都应该关注心脏健康。

21. 心律失常会遗传吗？

遗传性心律失常是以心律失常、晕厥和猝死为主要临床表现的遗传性疾病。某些异常基因在家族中传递，增加了患心律失常的风险。

遗传因素只是增加了患病的可能性。怎样知道自己是否携带心律失常的基因呢？如果家族中有心律失常的成员，特别是有早年发生过心律失常的情况的成员，就可以通过基因检测，了解自己是否携带相关的异常基因。

虽然人们无法完全防止心律失常的发生，但可以采取一些预防措施来降低风险。保持健康的生活方式，包括健康饮食、适度运动、避免过度压力等，对心脏健康非常重要。如果已经被诊断出患有遗传性心律失常，不要担心，要与医生密切合作，遵循他们的建议和治疗方案。

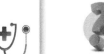
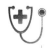

22. 哪些心律失常会引起心源性猝死？

心源性猝死是指突然发生的心脏骤停，通常是由严重的心脏问题引起的。哪些心律失常会引起心源性猝死呢？首先，最常见的是室颤，这是一种心脏电活动紊乱的情况，就像你的心脏在随意地跳舞一样。室颤会导致心脏无法有效地泵血，从而引发心脏骤停。还有一种叫作室速，这是一种心脏电活动过快的情况，就像身处高速旋转的木马上一样。室速也可能导致心脏无法正常泵血，最终导致心脏骤停。第三种是缓慢型心律失常，如三度房室传导阻滞，它往往由于继发QT间期延长而引起尖端扭转型室速，会诱发心室颤动。它是一种特殊的室速，呈螺旋形的电活动。这种心律失常也可能导致心脏骤停。

预防心源性猝死非常重要。首先，我们要保持健康的生活习惯，戒烟限酒、合理饮食、适量运动，这些都是非常重要的。另外，如果有心脏病的家族史或者有其他心血管疾病的风险因素，最好定期到医院进行心脏检查，及早发现问题并进行治疗。

23. 哪些心律失常可引起心力衰竭？

心律失常是指心脏的节律出现异常，心力衰竭则是指心脏无法有效地泵血。以下几种心律失常可能导致心力衰竭。

①房颤。心房颤动是一种常见的心律失常，它是由于心房快速而不规律的收缩引起心室充盈期充盈不足导致心脏泵血量不够，从而引发心力衰竭。

②室颤。心室颤动是一种严重的心律失常，心室颤动会导致心脏无法正常泵血，最终引起心力衰竭。

③室速。这是一种心脏电活动过快的情况。室速也可能导致心脏泵血不够有力，进而引发心力衰竭。

不管是哪种心律失常，只要频率快或紊乱，或持续时间长，最终都可能诱发心力衰竭。临床预防心力衰竭首先要保持健康的生活习惯，戒烟限酒、合理饮食、适量运动，这些都是非常重要的。另外，如果有心脏病的家族史或者有其他心血管疾病的风险因素，最好定期到医院进行心脏检查，及早发现问题并进行治疗。

24. 甲状腺功能亢进的患者为什么会出现心律失常？

甲状腺功能亢进（简称甲亢）是指甲状腺分泌过多的甲状腺激素，整个身体变得兴奋异常。甲状腺激素过多会增加心脏的兴奋性，导致心脏电活动的异常，进而引发心律失常。

甲亢引起的症状多为快速心律失常，如窦性心动过速、房性心动过速、心房颤动、室性早搏等。如果怀疑自己得了甲亢，最好去医院进行详细的检查和诊断。

25. 得了心律失常，怎么治疗？

治疗方法可以分为药物治疗和非药物治疗。

药物治疗是心律失常最常用的治疗方法。治疗心律失常的常用药物有两大类：一类是治疗快速型心律失常的药物，一类是治疗缓慢型心律失常的药物。

治疗快速型心律失常的药物种类多于治疗缓慢型心律失常的药物，而且也常用，治疗快速型心律失常的主要药物，包括但不限于普罗帕酮、美托洛尔、维拉帕米和胺碘酮等。对于缓慢型心律失常，药物少而且疗效不一定理想，常需非药物治疗的方法，包括起搏器治疗、射频消融治疗、手术治疗和特殊手法的治疗等。起搏器治疗主要适用于缓慢型心律失常，而其他类型的非药物治疗主要适用于快速型心律失常。

26.哪些心律失常患者可以服用抗心律失常药物？

广义上，抗心律失常药物包括治疗快速型心律失常的药物和治疗缓慢型心律失常的药物。根据使用场景，可以分为紧急临时使用的经静脉抗心律失常药和长期使用的口服抗心律失常药。治疗快速型心律失常的药物种类很多，几乎每一种都有经静脉剂型和口服剂型。治疗缓慢型心律失常的药物种类很少，其中口服剂型几乎没有。因此，我们通常所说的抗心律失常药特指治疗快速型心律失常的药物。

房性早搏、室性早搏可以口服药物治疗，比如普罗帕酮、美托洛尔或者维拉帕米。阵发性室上性心动过速持续发作时可以经静脉使用药物使其终止发作，比如三磷酸腺苷、普罗帕酮或维拉帕米，由于阵发性室上性心动过速通常发作频率很低，所以不建议长期口服药物预防其发作。对于心房扑动、心房颤动的急性发作，在排除心房血栓后，可经静脉使用药物使其终止发作，比如普罗帕酮、伊布利特或胺碘酮。需要注意的是，抗心律失常药一定要在专业医生指导下才能使用，千万不可擅自使用或增减用量。

27.抗心律失常药物为什么可能会引起心律失常？

抗心律失常药物可能会引起心律失常，也称为抗心律失常药物的致心律失常作用。抗心律失常药物可以引起各种类型的心律失常，包括缓慢型和快速型心律失常：出现缓慢型心律失常，是由于服用抗心律失常药物后，心脏的起搏和房室传导功能被抑制，导致窦性心动过缓、窦房阻滞、房室传导阻滞等；出现快速型心律失常，如奎尼丁可以引起室速，普罗帕酮可诱发单型或者多型室早、室速，胺碘酮可以引起QT间期的延长，甚至诱发尖端扭转型室速。

引起缓慢心律失常的原因主要有三方面：第一是药物可能过量；第二是患者心脏电路特别是窦房结、房室结已经有潜在问题；第三是患者肝肾功能的异常可使得药物代谢排泄减少，从而升高了血药浓度。引起快速型心律失常的原因包括两方面：第一是某些患者的基础心脏病为快速型心律失常的发生提供了病理基础，使用抗心律失常药物后心肌细胞跨膜离子转运发生改变，诱发了心律失常；第二是某些患者存在编辑心肌细胞离子通道的基因异常，这种基因异常使得离子通道的功能存在缺陷，在使用抗心律失常药物后更容易发生心律失常。

28.为什么有些心律失常需要服用抗凝药物？

在正常人体中，存在着血液凝固与血液溶解的动态平衡。如果由于某些病理生理因素，全身或局部的血液凝固功能增强，人体就容易发生血栓或栓塞性疾病，这种情况需要给予抗凝治疗。在心律失常中，心房颤动或心房扑动使心房失去收缩功能，血液在心房中淤滞，容易形成血栓，一旦血栓脱落，就会引起栓塞。在左右心房中，血栓最容易在左心房的心耳即左心耳部位形成。

即使不合并风湿性二尖瓣狭窄或机械瓣膜，心房颤动或心房扑动也能使血栓风险升高5倍以上。如果是肥厚型心肌病患者，血栓风险比一般房颤患者还要高8倍以上。因此，心房颤动或心房扑动的患者通常需要服用抗凝药。口服抗凝药包括有百年历史的维生素K拮抗剂华法林和近几年新开发的新型口服抗凝药，前者服用期间需要监测凝血酶原时间，并根据监测值调整剂量；后者不需要监测凝血指标，采取固定剂量给药。目前常用的口服抗凝药包括直接凝血酶抑制剂达比加群酯和Xa凝血因子拮抗剂利伐沙班、阿哌沙班、艾多沙班等。

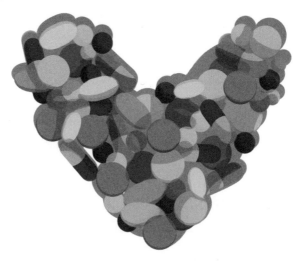

 29.心律失常可以通过外科手术治疗吗？

1968年，人类第一次通过手术治愈心律失常。我国在20世纪70、80年代，也有医院进行预激综合征的外科治疗。

外科手术治疗心律失常的历史比内科介入手术更早，外科医生的临床实践和研究推动了心律失常学的发展，也为后来内科介入手术治疗的发展提供了直接经验。时至今日，对于因其他疾病接受心脏外科手术的房颤患者，医生通常还会在术中进行改良的外科迷宫手术治疗房颤。只是由于内科导管消融手术技术的迅猛发展成熟，为了更小的创伤，现在绝大多数心律失常已经不再通过外科手术治疗。

30.心律失常可以通过内科介入手术治疗，是真的吗？

1977年在动物实验中，用直流电击消融快速室性心律失常首获成功。此后数年的发展在于能量的选择，激光、冷冻、微波等因为各种缺点很快被淘汰，只有直流电与射频电先后应用于临床。1998年，导管消融技术被运用于治疗心房颤动。

随着导管消融技术的不断成熟完善，目前内科介入手术在大多数情况下已经取代外科手术，是包括早搏、室上速、室速、房扑、房颤等各种心律失常的一线治疗，其优点是创伤小、恢复快、安全性高。尤其在三维标测系统问世以后，导管消融技术的效率和精准性突飞猛进，能迅速地解决多种多样的复杂心律失常问题。

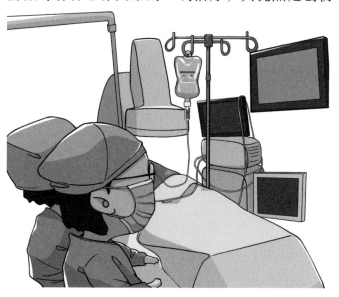

「心」安理得——心血管那些事儿

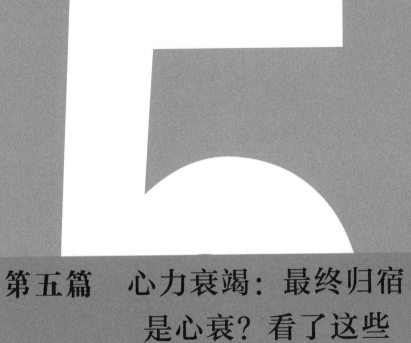

第五篇　心力衰竭：最终归宿
是心衰？看了这些
不要怕

1.心衰是什么？

心衰是心力衰竭的简称，是一种心脏功能异常的状态，指的是心脏无法泵出足够的血液以满足身体各部位的需求。简单来说，就是心脏的工作效率下降了。这种情况可能由多种原因引起，包括但不限于冠心病、高血压、心肌病、心脏瓣膜疾病等。

心力衰竭时，心脏肌肉可能变得僵硬，无法有效舒张和收缩，导致心脏泵血功能下降。同时，心脏的排血量减少，身体各部位得不到足够的血液供应，可能引发一系列的症状，如呼吸困难、乏力、水肿等。

心力衰竭是一种严重的疾病，需要及时诊断和治疗。改善生活方式、控制病因、药物治疗和手术治疗等多种手段，可以有效地缓解心力衰竭的症状，提高患者的生活质量，延长其寿命。

2.心衰的病因有哪些？

首先，心肌病变是导致心衰的核心因素之一。心肌病包括冠状动脉疾病如心肌梗死、冠心病等，它们会导致心肌供血不足，进而造成心肌损伤和心功能下降。此外，心肌病、心肌炎等心肌本身的疾病也会直接损害心肌结构，导致心衰。

其次，心脏负荷过重也是心衰的常见原因。长期的高血压、主动脉瓣狭窄等会增加心脏的后负荷，使得心脏需要更大的力量才能将血液泵出。而二尖瓣关闭不全、主动脉瓣关闭不全等则会增加心脏的前负荷，使心脏容量负荷过重。这些负荷过重的状态长期持续，最终会导致心脏功能衰竭。

同时，心律失常也是心衰的一个重要诱因。心脏的电活动异常会导致心脏的收缩和舒张不协调，进而影响心脏的泵血功能。严重的心律失常如心房颤动、室性心动过速等，不仅会加重心脏负担，还可能引发急性心衰。

除了上述直接原因外，一些全身性疾病也可能间接导致心衰。例如，甲状腺功能亢进、贫血、糖尿病等全身性疾病会影响心脏的代谢和功能，增加心脏负担，从而诱发心衰。

最后，不良的生活习惯也是心衰的潜在风险因素。长期吸烟、饮酒、缺乏运动等不健康的生活方式会损害心血管系统，增加心衰的发生风险。

了解这些病因有助于我们更好地预防和治疗心衰，维护心脏健康。我们应该注重保持健康的生活方式，定期进行体检，及时发现并治疗可能导致心衰的疾病。

3.心衰发作的诱因有哪些？

心衰发作的诱因多种多样，主要包括以下几个方面：

①感染：特别是呼吸道感染，这是诱发心力衰竭的常见和重要原因。感染会加重肺淤血，进而引发或加重心力衰竭。

②心律失常：如快速心房颤动和心动过速，它们会导致心排出量降低，增加心肌耗氧，从而诱发或加重心衰；严重的心动过缓也

可能降低心排出量，诱发心力衰竭。

③血容量增加：例如静脉输液过多过快或钠摄入过多，这些都可能导致血容量增加，从而诱发心衰。

④劳累过度：体力活动、情绪激动、气候突变、进食过多或盐摄入过多都可能引发血流动力学变化，进而诱发心衰。

⑤妊娠和分娩：对于有基础心脏病或围生期心肌病的患者，妊娠和分娩会加重心脏负荷，从而诱发心力衰竭。

⑥贫血和出血：慢性贫血患者可能表现为高排出量性心力衰竭，而大量出血可能导致低排量和反射性心率加快，进而诱发心力衰竭。

⑦药物影响：不合理应用影响心脏功能的药物、使用心脏毒性肿瘤药物、洋地黄过量等，都可能引起心功能急剧恶化，诱发心力衰竭。

⑧代谢紊乱：利尿不当可能引起离子紊乱，影响心电生理、心肌代谢、心肌收缩和舒张功能，进而扰乱血流动力学，导致心力衰竭发作。

此外，精神因素如心理负担增加，饮食异常如水和钠离子不能有效排出导致的水钠潴留等，也可能诱发心衰。

这些诱因并不是孤立的，它们可能相互交织，共同导致心衰的发作。因此，在预防和治疗心衰时，需要综合考虑这些因素，并采取针对性的措施。同时，心衰患者应遵循医生的建议，积极进行治疗和管理，以减轻心衰的症状并提高生活质量。

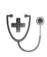

「心」安理得——心血管那些事儿

4.非心脏疾病也能导致心衰吗?

尽管心衰常常与心脏疾病直接相关,但它也可以由许多非心脏疾病引起或加剧。

一些常见的非心脏疾病也可能导致心衰的发生,例如:

①内分泌疾病:例如未经治疗的甲状腺功能亢进或减退,以及糖尿病等,都可能对心脏功能产生影响,进而引发心衰。

②肺部疾病:严重的慢性肺部疾病,如慢性阻塞性肺病和肺动脉高压,可以增加心脏的负担,导致心衰。

③血液系统疾病:贫血或血液凝固异常等血液疾病,可能导致心脏需要更努力地泵血,从而引发心衰。

④肾脏疾病:肾功能不全或肾衰竭可以导致体液潴留、电解质失衡等问题,进而加重心脏负担,诱发心衰。

⑤全身感染或炎症:严重的全身性感染或炎症,如败血症或全身性红斑狼疮,可能损害心肌功能,导致心衰。

⑥神经系统疾病:某些神经系统疾病如帕金森病或重症肌无力,可能影响心脏的自主神经调节,间接导致心衰。

5.心衰为什么容易反复发作?

心衰总是反复出现的原因是多方面的,这主要涉及心脏的结构和功能损伤,以及多种诱发因素。

首先，心衰通常是由各种心脏疾病引起的，如心脏瓣膜病、心肌病等，这些疾病会导致心肌出现不可逆的损伤。当心脏受到这些疾病的长期影响时，心肌的收缩功能会逐渐下降，心脏为了代偿会增大，但这样的代偿并不能完全解决问题，因此心衰容易反复发作。

其次，心衰的反复发作与多种诱发因素密切相关。例如呼吸道感染会使心率增快，心肌耗氧量增加，从而诱发心衰。心律失常，特别是快速型心律失常，也是导致心衰发作的重要因素。此外，原有的心脏疾病如冠心病、心肌梗死等，在病情急性加重时，也容易导致心力衰竭的出现。

再者，不良的生活习惯和饮食习惯也可能诱发心衰的反复发作。高盐饮食会导致身体内水钠潴留，加重心脏负荷，从而诱发心衰。过度劳累和过度的活动也会使心肌耗氧量上升，诱发心衰。此外，患者不按时服药或擅自停药也可能加重心衰或诱发其再次发作。

总之，心衰的反复发作是多种因素共同作用的结果。通过积极治疗原发病、控制诱发因素以及保持良好的生活习惯和心态，患者可以有效地减少心衰的发作次数，提高生活质量。

6.心衰为什么会导致水肿？

心衰会导致水肿的出现，这主要是由于心脏在心力衰竭的情况下，无法有效地泵出足够的血液来满足身体的需求。具体来说，心衰引起水肿的原因主要有以下几点：

首先，当心脏负荷过大时，心脏的收缩功能下降，泵血功能也会受到影响。这会导致血液在静脉中淤滞，无法顺利回流到心脏。随着时间的推移，这种血液淤滞会导致液体在组织间隙中积聚，从而形成水肿。

其次，心力衰竭可能导致肾脏供血不足，进而引发肾功能损伤。当肾功能受损时，体内的水钠潴留现象会加重，因为肾脏无法正常调节体液平衡。这种水钠潴留会进一步加剧组织间隙中的液体积聚，导致水肿的形成。

此外，心力衰竭还可能影响全身的血液循环。在严重的心衰情况下，血液循环受阻，导致血管内的液体渗透到血管外，进而形成全身性水肿。这种全身性水肿可能涉及多个部位，包括眼睑、头皮、四肢、腹背等，严重影响患者的生活质量。

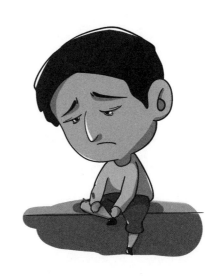

综上，心衰引起水肿的原因主要是心脏泵血功能下降、血液淤滞、肾功能损伤以及全身血液循环受阻等。因此，心衰患者应在医生的指导下接受适当的治疗和管理，以控制水肿并改善整体健康状况。

7.早期心衰，为什么容易漏诊、误诊？

早期心衰，即早期心力衰竭，由于其临床表现的多样性和非特异性，确实存在容易漏诊和误诊的情况。这主要是因为心衰早期症状可能相对轻微，且可能与其他常见疾病的症状相似，导致医生在初步诊断时难以准确判断。

早期心衰常见症状包括身体乏力、呼吸不畅、胸闷、咳嗽等，这些症状也可能出现在其他疾病中，如呼吸系统疾病、肺部感染等。因此，医生在诊断时需要综合考虑患者的病史、症状、体征以及辅助检查结果，进行全面的分析和判断。

此外，一些老年心衰患者由于存在动脉硬化等基础疾病，其心衰症状可能更加复杂和不典型，这也增加了漏诊和误诊的风险。

8.心衰患者为什么总感觉腹胀？

心衰患者总感觉腹胀，可能与心力衰竭导致的胃肠道淤血有关。心力衰竭时，心脏泵血功能下降，导致血液回流至肝脏和消化系统，引起腹水和腹腔积液，从而出现腹胀的症状。此外，胃肠道淤血也会导致胃肠黏膜充血水肿，影响食物的正常消化吸收，进一步加剧腹胀现象。

除了胃肠道淤血，心衰患者还可能因为肝硬化、肺动脉高压、尿潴留等其他疾病因素导致腹胀。

9.心衰的症状有哪些？

①呼吸困难。这是心衰患者最常见的症状之一。患者可能会

在活动时或休息时感到呼吸不畅，严重时甚至可能在睡眠中被憋醒。呼吸困难可能会随着病情的发展而逐渐加重，从劳力性呼吸困难发展到夜间阵发性呼吸困难，甚至需端坐呼吸。

②水肿。心衰患者常常出现水肿，尤其是下肢水肿。这是由于心衰导致血液回流受阻，液体在身体低垂部位积聚所致。水肿可能会逐渐向上蔓延，严重时甚至可能出现胸水和腹水。

③疲劳和乏力。心衰患者常常感到全身乏力，即使进行轻微的活动也会感到疲惫不堪。这是由于心脏泵血功能下降，身体无法得到足够的氧气和营养。

④咳嗽和咳痰。心衰患者可能会出现咳嗽和咳痰的症状，尤其是当心衰导致肺部淤血时。咳嗽可能会在夜间加重，影响睡眠。

⑤心跳不规则。患者可能会感到心悸或心跳不规则，这是心脏功能下降，导致心脏电活动异常引发的。

⑥食欲下降和消化系统问题。心衰患者可能会出现食欲下降、恶心、呕吐、腹胀和便秘等消化系统问题。这是心衰导致胃肠道淤血和功能紊乱所致。

需要注意的是，心衰的症状并非一成不变，它们可能会随着病情的变化而有所改变。因此，对于疑似心衰的患者，建议尽早就医，接受专业的诊断和治疗。医生会根据患者的症状和体征，结合相关检查结果，制订合适的治疗方案。

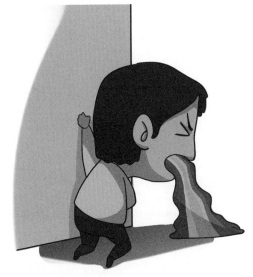

10. 心衰患者出现哪些情况需要去医院？

　心衰患者若出现以下情形，应尽快前往医院就诊：

①呼吸困难加重。心衰患者可能出现气短症状，当呼吸困难显著加重，尤其是在休息或轻微活动时，这可能表明心衰病情正在恶化。

②体力明显下降。心衰患者常感到浑身无力，若体力下降明显，无法完成日常活动，这也是病情恶化的一个信号。

③夜间憋醒。若患者经常在夜间因憋气而醒来，需要抬高床头或垫更多枕头才能入睡，这可能是心衰导致了肺淤血加重。

④持续心跳加速。心跳加速可能是心衰加重的表现，若持续出现，应及时就医。

⑤心悸症状恶化。心悸症状恶化可能意味着心衰病情正在恶化，需要密切关注。

⑥体重迅速增加。心衰患者可能出现水肿症状，若体重在短时间内迅速增加，可能是由于水肿加重，应及时就医。

⑦咳嗽恶化。心衰患者可能出现咳嗽症状，若症状恶化，特别是伴有咳痰或咯血，应尽快就诊。

此外，若心衰患者还伴有其他症状，如胸痛、头晕、晕厥等，也应及时就医。

请注意，作为非医学专业人士，大部分患者对自己的病情并不能做出准确的判断。因此，对于心衰人群来说，一旦出现任何不适或症状加重的情况，都应及时就医，以便得到专业的诊断和治疗。

11.心衰患者的心功能怎么分级？

　　心衰患者的心功能分级主要是根据患者的症状、活动能力以及心衰的体征来进行划分的。目前我国心衰采用纽约心脏协会的心功能分级，具体如下：

　　①心功能Ⅰ级。患者虽然有心脏病，但体力活动不受限，在进行正常活动时，不会出现疲惫、呼吸困难、气短等症状，患者的心脏功能基本正常。

　　②心功能Ⅱ级。心脏病患者的体力活动轻度受限。在日常活动中，比如走路、爬楼等，患者可能会表现出气短、胸闷、呼吸困难等症状，但在休息状态下这些症状不会出现。

　　③心功能Ⅲ级。患者的心功能进一步下降，体力活动明显受限。即使在低于日常活动的情况下，比如进行简单的家务或散步时，患者也会出现明显的气短、疲劳、呼吸困难等症状。这些症状需要较长时间的休息才能缓解。

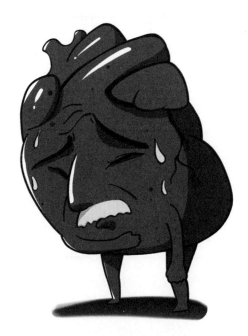

　　④心功能Ⅳ级。患者的心功能状态最差，不能进行任何体力活动。即使在休息状态下，患者也会出现心衰的症状，如气喘、呼吸困难

等。这些症状在活动后会明显加重。

需要注意的是，心功能分级并不是一成不变的，随着心衰的治疗和患者病情的改善，心功能分级也可能会有所改变。因此，对于心衰患者来说，定期的心脏功能评估和及时调整治疗方案是非常重要的。同时，心衰患者还应注意保持健康的生活方式，如合理饮食、适度运动、避免过度劳累等，以维护心脏健康。

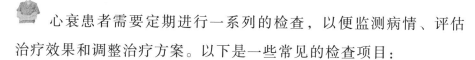

12. 心衰患者需要定期进行哪些检查？

 心衰患者需要定期进行一系列的检查，以便监测病情、评估治疗效果和调整治疗方案。以下是一些常见的检查项目：

①心电图检查。心电图可以检测心脏的电活动，有助于发现心律失常、心肌缺血等问题。心衰患者往往伴随心律失常，因此心电图是常规的检查项目。

②超声心动图检查。这是一种无创性的检查方法，通过超声波来观察心脏的结构和功能。它可以评估心脏的收缩和舒张功能，检测心室壁的厚度和运动情况，以及评估心脏瓣膜的功能等。

③X线检查。胸部X线检查可以观察心脏的大小、形状和位置，以及肺部是否存在淤血、水肿等心衰相关的表现。

④血液检查。包括血常规、电解质、肾功能、肝功能等，以评估患者的整体健康状况，以及心衰对其他器官系统的影响。

⑤心功能评估。如六分钟步行试验等，可以评估患者的心功能

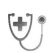

状态和运动耐量。

⑥动态血压监测。有助于了解患者的血压变化情况，对于调整降压药物的使用具有重要意义。

⑦利钠肽检测。B 型利钠肽或 N 末端利钠肽前体的检测有助于心衰的筛查、诊断和鉴别诊断，以及病情严重程度和预后评估。

根据患者的具体情况和医生的建议，可能还需要进行其他特殊的检查，如心导管检查、心肌活检等。这些检查有助于更全面地了解患者的病情，为制订个性化的治疗方案提供依据。

请注意，心衰患者的检查项目和频率应根据个体情况而定，最好在医生的指导下进行。同时，患者应积极配合检查，以便及时发现病情变化并采取相应的治疗措施。

13.射血分数正常就不是心衰吗？

射血分数正常并不一定意味着没有心衰。射血分数是指每搏输出量占心室舒张末期容积量的百分比，它是评估心脏功能的一个重要指标，但并非唯一指标。心衰是指心脏无法有效地将血液泵出，导致心脏无法满足身体的需要。即使射血分数正常，也可能存在其他影响心脏功能的因素，如心脏的舒张功能、心脏肌肉的弹性、心脏瓣膜的功能等。

射血分数正常并不能完全排除心衰的可能性，需要综合考虑多个因素来评估心脏的健康状况。

14. B型利钠肽和 N 末端利钠肽前体升高就是心衰吗?

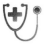　　B型利钠肽（BNP）和 N 末端利钠肽前体（NT-proBNP）升高并不一定意味着心衰。尽管这两种标志物在心衰的诊断和评估中具有重要的临床价值，但它们的升高也可能受到其他因素的影响。

　　首先，BNP 和 NT-proBNP 是心脏在受到压力或损伤时释放的肽类激素。在心衰的情况下，心脏为了应对增加的容量或压力负荷，会分泌更多的这些激素。因此，它们的升高通常与心衰有关，并可以用作心衰的诊断指标之一。

　　然而，需要注意的是，BNP 和 NT-proBNP 的升高也可能由其他因素引起，例如年龄、肾功能障碍、肺部疾病等。这些因素可能导致心脏释放更多的 BNP 和 NT-proBNP，即使在没有心衰的情况下也是如此。

　　此外，BNP 和 NT-proBNP 的水平也受到许多生理和病理因素的影响，如心率、血容量、药物使用等。因此，医生在解释这些标志物的升高时，需要综合考虑患者的临床情况、病史和其他检查结果。

 15. 心衰的治疗方法有哪些?

　　（1）药物治疗

　　①利尿剂。通过增加尿量，帮助身体排除多余的液体和盐分，

从而减轻心脏的负担。常用的利尿剂包括呋塞米、螺内酯等。但利尿剂可能导致低血压、电解质紊乱和脱水等副作用，因此患者在使用时需密切监测电解质平衡情况和肾功能。

②血管紧张素转换酶抑制剂（ACEI）或血管紧张素Ⅱ受体拮抗剂（ARB）。这类药物能够扩张血管，降低血压，减轻心脏的负担，同时能够改善心肌重构，延缓心衰的进展。ACEI常见不良反应为刺激性干咳，患者出现无法耐受的干咳时可调整为ARB，但两者均有可能引起高钾血症和肾功能损害，患者应监测及复查肾功能电解质。

③β受体阻滞剂。可降低心率、减少心肌需氧量和改善心肌收缩力，从而减轻心脏的负担。但β受体阻滞剂可能引起低血压、乏力、心律失常和哮喘症状等副作用。

④正性肌力药物。如洋地黄类药物，能够增强心肌收缩力，提高心输出量。但需注意，这类药物可能增加心肌耗氧量和心律失常的风险，因此在使用时需谨慎评估患者的适应证和禁忌证。

⑤醛固酮受体拮抗剂。可阻断醛固酮的作用，有助于减轻心脏负担和改善心功能。这类药物在心衰治疗中也有一定的地位，常见副作用为高钾血症及内分泌紊乱。

除了上述药物外，还有一些新型药物如ARNI（血管紧张素受体脑啡肽酶抑制剂）、SGLT2抑制剂（钠-葡萄糖协同转运蛋白2抑制剂）、维利西呱（鸟苷酸环化酶sGC抑制剂）等，在心衰治疗中显示出良好的疗效。

（2）生活方式管理

①饮食调整。限制钠盐摄入，控制水分摄入，采取低脂肪、高纤维的饮食。

②适度运动。患者根据身体状况，制订合适的运动计划，如散步、游泳等，以提高心肺功能。

③控制体重。避免肥胖，减轻心脏负担。

④戒烟限酒。戒烟和限制酒精摄入有助于改善心衰症状，预防疾病进展。

（3）心理支持

心衰患者常常面临心理压力和焦虑，因此心理支持是治疗过程中的重要环节。家人和医生应给予患者足够的关心和支持，帮助他们建立战胜疾病的信心。

（4）器械治疗

在某些情况下，患者可能需要使用心脏起搏器、除颤器等器械辅助心脏功能，或采用机械循环辅助装置来支持心脏的泵血功能。

（5）手术治疗

部分心衰患者，特别是那些病情严重、药物治疗效果不佳的患者，可能需要进行手术治疗，如心脏移植、瓣膜修复或置换等。

心衰的治疗方法因人而异，医生需要根据患者的具体情况制订个性化的治疗方案。患者应积极配合医生的治疗建议，定期随访，及时调整治疗方案，以期达到最佳的治疗效果。

16.为改善心衰，哪些情况下要安装起搏器？

起搏器是一种能够自动起搏的装置，用于调节心脏的电活动，从而改善心脏的功能。以下是心衰患者需要安装起搏器的一些情况：

①心动过缓。心衰患者有时会出现心动过缓，即心脏跳动过慢，这可能导致心脏无法有效地泵血以满足身体的需求。起搏器可以监测心脏的节律，并在必要时发放电脉冲刺激心脏跳动，从而提高心率，改善心脏的泵血功能。

②房室传导阻滞。房室传导阻滞是指心脏电信号从心房传导到心室的过程中发生延迟或阻断。这可能导致心脏收缩不协调，进一步加重心衰症状。起搏器可以帮助恢复房室之间的正常传导，使心脏收缩更加协调，从而提高心脏的工作效率。

③心脏再同步化治疗（CRT）。对于某些心衰患者，特别是那些心室收缩不协调的患者，起搏器可以通过CRT改善心脏的收缩功能。

CRT起搏器在右心室和左心室分别植入导线，通过协调两个心室的收缩，提高心脏的射血分数，从而改善心衰患者的症状和生活质量。

需要注意的是，并非所有心衰患者都需要安装起搏器。医生会根据患者的具体情况、心衰的严重程度以及电生理检查结果来综合评估是否需要安装起搏器。同时，安装起搏器后，患者还需要定期接受随访和检查，以确保起搏器的正常工作。

17.心衰治疗的近期目标和远期目标是什么？

（1）近期目标

①缓解心衰症状。心衰患者常表现为呼吸困难、乏力、液体潴

留等症状。治疗的首要目标是减轻这些症状，提高患者的生活质量。药物、生活方式调整或手术等手段，可以快速有效地缓解患者的痛苦。

②稳定病情。除了缓解症状，近期治疗目标还包括稳定病情，防止心衰进一步恶化。这包括控制心律失常、防止血栓形成等，以确保患者的生命体征平稳。

（2）远期目标

①降低发病率和死亡率。心衰是一种严重的慢性疾病，长期治疗的目标之一是降低发病率和死亡率。这需要通过有效的药物治疗、生活方式调整以及定期随访等方式来实现。

②改善患者预后。远期治疗还能够有效改善患者预后，包括提高患者的生活质量、延长生存期等。通过积极的治疗和管理，心衰患者可以更好地回归社会和生活，保持正常的日常活动。

需要注意的是，心衰的治疗是一个综合性的过程，需要综合考虑患者的具体病情、身体状况以及生活习惯等因素。因此，医生会根据患者的具体情况制订个性化的治疗方案，以达到最佳的治疗效果。同时，患者也需要积极配合医生的治疗建议，保持良好的生活习惯和心态，共同应对心衰的挑战。

18.为什么心衰患者血压不高，医生也要开降压药？

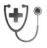

心衰患者即使血压不高，医生仍可能开具降压药，这主要基于降压药在心衰治疗中的多重作用。

具体来说，一些降压药如血管紧张素转换酶抑制剂（ACEI）

和血管紧张素 Ⅱ 受体拮抗剂（ARB）等，在降低血压的同时，还能改善心室重构、减轻心脏负荷、减少心肌耗氧量，从而有助于缓解心衰症状、降低心衰的病死率和改善预后。因此，即使心衰患者的血压不高，医生也可能开具这类药物，以发挥其非降压作用，从而改善心衰病情。

此外，心衰患者常常伴有其他疾病或情况，如冠心病、糖尿病、肾功能不全等，这些情况下也可能需要使用降压药来控制相关疾病的发展。因此，医生在开具降压药时，也会综合考虑患者的整体病情和需要。

19. 抗心衰药物副作用太大，不如不吃？

首先需要明确的是，任何药物都可能存在一定的副作用，这是药物在发挥作用过程中可能伴随的一些不良反应。然而，对于心衰患者来说，遵医嘱正确使用抗心衰药物是非常重要的，因为这些药物可以有效地控制心衰症状，提高生活质量，并降低心衰恶化的风险。

当然，副作用的出现确实会让患者感到困扰，但关键在于如何权衡利弊。如果药物带来的益处远大于其潜在的副作用，那么患者应该坚持使用。同时，医生也会根据患者的具体情况，调整药物剂量或更换其他药物，以尽量减少副作用的发生。

此外，患者在使用抗心衰药物时，还需要注意以下几点：

①严格按照医生的指导用药，不要自行增减剂量或更改用药方式。

②及时向医生反馈用药后的感受，特别是出现任何不适或异常症状时。

③保持良好的生活习惯，如合理饮食、适量运动、戒烟限酒等，以辅助药物治疗。

20.心衰有特效药吗？

心衰并没有特定的"特效药"。心衰是一种复杂的病症，涉及心脏泵血功能的降低，可能导致一系列身体症状。治疗心衰通常需要综合多种药物和治疗方法，医生会根据患者的具体情况进行个体化的治疗。

常用的心衰治疗药物包括 ACEI/ARB 或 ARNI、β 受体阻滞剂、SGLT2 抑制剂、醛固酮受体拮抗剂等。这些药物能够降低心脏负担、改善心脏功能、减轻心衰症状。然而，不同的患者对药物的反应可能不同，因此需要在医生的指导下进行个体化的选择和调整。

21.心衰患者药物治疗时的注意事项有哪些？

心衰药物治疗时，患者和家属需要注意以下几点：

①严格遵循医嘱。心衰患者需要按照医生的指示，准确、及时地服用药物，包括药物的种类、剂量、用药时间和频次，不要随意更改药物剂量或自行停药，以免影响治疗效果或导致病情

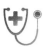

恶化。

②注意药物副作用。心衰治疗药物可能会引起一系列副作用，如低血压、心律失常、恶心、呕吐等。患者应密切关注自身身体反应，一旦出现不适症状，应及时告知医生并遵医嘱调整药物剂量或更换药物。

③定期监测指标。心衰患者在药物治疗期间，应定期到医院进行复查，监测心电图、心功能、电解质等指标。同时，患者在家中也应定期监测血压、心率等，以便及时发现异常情况并就医。

④改善生活方式。心衰患者需要注意改善生活方式，如保持低盐饮食、戒烟限酒、控制体重、适量运动等，以减轻心脏负担，提高药物治疗效果。

⑤避免药物相互作用。心衰患者可能需要同时服用多种药物，因此应注意避免药物之间的相互作用。在服用新药或更改药物剂量时，应咨询医生是否存在用药冲突。

⑥保持心态平和。心衰患者需要保持积极的心态，避免过度焦虑或抑郁。同时，家属也应给予患者足够的关心和支持，帮助患者树立战胜疾病的信心。

22.心衰患者喝水有什么讲究？

心衰患者在喝水时确实需要特别注意，因为不恰当的饮水方式可能会加重心脏负担，导致病情恶化。以下是心衰患者喝水的注意事项：

①控制饮水量。心衰患者的心脏功能已经受损，无法像正常人一样有效地泵血和排水。因此，他们需要限制每天的饮水量，以避免过多的水分在体内积聚，加重心脏负担。具体的饮水量患者应根据自己的具体情况和医生的建议来确定，一般来说，每天饮水量应该在1500毫升左右。

②注意饮水时间。心衰患者应该避免一次性大量饮水，因为这会导致血容量迅速增加，加重心脏负担。可分次饮水，每次饮水量不宜过大。

③注意饮水温度。心衰患者应该选择温水或凉白开来饮用，避免饮用冰水或过热的水，以免刺激胃肠道和心脏。

④注意饮水方式。心衰患者应该选择适当的饮水方式，避免过度劳累或剧烈运动后立即大量饮水。

⑤注意饮食中的水分摄入。除了直接饮水外，心衰患者还需要注意食物中的水分摄入，选择低盐、低脂、易消化的食物，避免摄入过多富含水分的食物，如汤、粥等。

23.心衰患者该怎么增加营养？

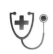

心衰患者在增加营养时，需要特别注意饮食的选择和搭配，以满足身体的营养需求，同时又不增加心脏的负担。以下是一些建议：

①摄入优质蛋白质。心衰患者需要补充足够的优质蛋白质，以增强身体抵抗力和减轻水肿。可以选择瘦肉、鱼肉、虾肉、鸡蛋、牛奶等作为蛋白质的来源，其中鱼肉和鸡肉是较好的选择，因为它

们含有较低的脂肪和胆固醇。

②多吃蔬菜和水果。心衰患者应多吃富含维生素和纤维素的水果和蔬菜，如菠菜、芹菜、冬瓜、南瓜、土豆、苹果、香蕉、梨、猕猴桃等。这些食物有助于提供足够的维生素，保护心肌，增强身体抵抗力。同时，蔬菜中的粗纤维有助于促进肠道蠕动，预防便秘。

③注意钾和镁的摄入。心衰患者常常需要服用排钾性利尿剂和洋地黄药物，这可能导致钾盐摄入量减少和胃肠淤血。因此，心衰患者应选择含钾较多的食品，如川冬菜、紫菜、干蘑菇、荸荠、红枣以及谷类等。此外，镁对心脏起到"保护伞"的作用，因此心衰患者可以适量食用富含镁的食物，如南瓜子、核桃、杏仁等。

心衰患者在增加营养时，还应该分餐进食，避免一次性大量进食，以减轻心脏负担。

24. 心衰患者该怎么做康复运动？

心衰患者的康复运动对于改善患者的身体状况和提高生活质量非常重要。康复运动不仅能够提高最大摄氧量、改善肌肉灌注和代谢，显著提高患者的运动能力和耐力，还能够显著改善患者的生活质量，减轻呼吸困难和疲劳感，提高生活自理能力，并减少焦虑和抑郁情绪。

（1）心衰患者的康复运动需要遵守哪些原则？

①从小量活动开始。心衰患者开始在家人的陪同下做些室内活

动，能耐受后再移至室外，逐渐递增活动的距离，并适当地逐渐做一些四肢及关节的活动。

②适宜的运动时间和频率。一般情况下，每天参加运动两次，一次20~30分钟，宜在饭后2~3小时或饭前1小时进行。天气炎热时，可选在早晨或晚间进行；冬天宜在有太阳时进行。

③避免剧烈运动。心衰患者不应进行费力或竞争性的锻炼项目，如突然跳跃、转体、提重物等。应避免导致呼吸短促和过度疲劳的活动。

④症状监测。在运动或活动过程中，若出现过度疲劳、胸闷、气短、心前区疼痛、头痛、恶心、面色苍白等症状时，应立即停止运动并充分休息。如果症状不能缓解，应及时就医进行治疗。

（2）心脏康复运动的常见类型有哪些？

①步行。步行是一种简单而有效的康复运动，可以帮助心衰患者增强心肺功能和肌肉力量。步行锻炼简单易行，患者可以根据自己的身体状况和耐受程度逐渐增加运动时间和强度。

②室内活动。患者在初期阶段，可以在家人的陪同下进行室内活动，如简单的体操、伸展运动、瑜伽等，帮助放松身心，缓解压力和焦虑。随着身体逐渐适应，可以逐渐移至室外进行活动。

③有氧运动。如游泳、骑自行车和打太极拳等。这些运动可以提高心肺功能，增强心脏的泵血能力，并有助于改善呼吸困难和疲劳感。

心衰患者进行康复运动好处很多，但需要结合自己的身体状况和耐受程度，逐渐增加运动时间和强度。同时，还需要注意运动时的安全和症状监测，以确保康复运动的有效性和安全性。

『心』安理得——心血管那些事儿

25.心衰患者还能不能参加工作？

心衰患者能否参加工作主要取决于其心功能的严重程度和心衰的分期。

首先，慢性心力衰竭心功能等级通常按纽约心脏病协会心功能分级进行分类。心功能Ⅰ级的患者在日常活动下不出现心悸、胸闷、呼吸困难、心绞痛等症状，这时他们可以从事日常体力劳动，不受限制。心功能Ⅱ级的患者一般的体力活动就可以引起上述症状，则宜从事轻体力劳动。而心功能Ⅲ级和Ⅳ级的患者，则不能从事任何工作，应积极治疗心衰，待心功能逐渐恢复后再逐渐考虑恢复体力活动及参加工作。

其次，心衰的分期也会影响患者的工作能力。在前心衰阶段，患者只是存在心衰的高危因素，但没有心脏结构以及功能的异常，这时可以从事体力劳动。而在临床心衰阶段，患者已经有了心脏结构的改变，如果心功能为Ⅲ级和Ⅳ级的心衰，患者在轻微体力活动后就会明显有呼吸困难、乏力等情况，这时不宜从事体力劳动。

最后，心衰患者从事工作时，需要合理安排工作时间和休息时间，保证充足的睡眠和饮食；注意心理健康，避免过度焦虑和压力；避免过度劳累和剧烈运动，以免加重心脏负担。一些比较有危险性、精神紧张、劳累的工作，如高空作业、搬运重物等都不适合。而且患者需要定期进行体检和监测心脏功能，以利医生及时调整治疗方案。心衰患者能否参加工作需要根据其具体情况来决定，最好在医生的建议下进行。

26.心衰患者该怎么吃？

心衰患者饮食需要特别注意，需要遵从以下饮食原则：

①低盐饮食。心衰患者需要严格控制食盐的摄入量，以降低体内钠离子的浓度，从而减轻心脏的负担，每日食盐摄入量不宜超过5克，严重心衰患者应控制在2克以下。避免过多食用腌制食品、咸肉等高盐食物。

②低脂饮食。心衰患者应限制脂肪的摄入量，特别是饱和脂肪和反式脂肪，以降低血脂水平，减少动脉粥样硬化的风险。宜选择低脂的肉类、鱼类、豆类和坚果等，避免过多摄入动物内脏、油炸食品等高脂肪食物。

③低热量饮食。心衰患者需要控制总体热量的摄入，以维持适当的体重和减少心脏负担。宜适量摄入富含膳食纤维的食物，如蔬菜、水果和全谷类等，以增加饱腹感并减少高热量食物的摄入。

④适量蛋白质摄入。心衰患者常伴有身体消耗增加和营养不良的情况，因此需要适量增加高质量蛋白质的摄入，以维持肌肉功能和免疫系统的正常运作。宜选择瘦肉、鱼类、豆类等富含优质蛋白质的食物。

⑤清淡饮食。心衰患者应遵循清淡饮食的原则，避免摄入过多辛辣、油腻、刺激性的食物，以减轻胃肠负担和心脏负担。同时，应限制饮酒和咖啡因等刺激性物质的摄入。

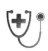

⑥少食多餐。心衰患者应该采用少食多餐的饮食方式，避免一次性摄入过多食物导致胃肠道负担加重和心脏负担增加。每天宜分多次进食，每餐食量适中。

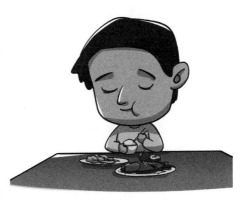

⑦注意水分摄入。心衰患者需要限制液体的摄入量，以避免体液过多导致心脏负担加重。每天控制液体摄入量在1 500毫升左右，并根据自身情况调整饮水量。同时，在进食时避免喝过多水，以免加重心脏负担。

心衰患者饮食应以低盐、低脂、低热量、适量蛋白质、清淡和少食多餐为主，同时根据自身情况调整饮食结构和饮水量，以减轻心脏负担和维持身体健康。

 27.心衰患者的居家管理要注意什么？

 （1）心衰患者吃地高辛，应该注意些什么？

地高辛是心衰患者的常见用药，但在使用地高辛治疗心衰时，患者需要注意以下几点：

①监测心率和心律。地高辛可能会引起新的心律失常，这是其常见的不良反应之一。如果患者心率变得异常快或过慢，或者出现其他心律失常的迹象，需要及时就医。

②关注电解质平衡。地高辛可能会引起电解质失调，尤其是钾和钠的水平。因此，定期检查这些电解质的水平是十分重要的，以

确保药物使用的安全性。

③避免与其他药物相互作用。在使用地高辛期间，患者应告知医生正在使用的所有其他药物，因为某些药物可能会与地高辛发生相互作用，影响其效果或增加副作用的风险。

④观察消化系统反应及视觉变化。地高辛可能会导致食欲不佳、恶心或呕吐等消化系统反应，而且地高辛中毒时可能会出现视力模糊或"黄视"等视觉问题。如果患者出现这些症状，也需要向医生反映。

⑤遵医嘱用药。地高辛剂量需要精确控制，过量使用可能导致中毒。患者必须按照医生的指示服用地高辛，并定期复诊以便医生评估病情和药物剂量。

⑥定期复查随访。用药期间，患者应定期随访检查血压、心率及心律、电解质等指标，做心电图，进行心功能监测，怀疑有洋地黄中毒时应做地高辛浓度测定。

28. 心衰患者控制心率很重要吗？

心衰患者控制心率非常重要，因为心率过快或过慢都会对心脏健康产生负面影响。心衰是心脏无法泵出足够的血液来满足身体需要的一种状态。在这种情况下，心脏为了补偿其功能不足，可能会加速跳动，即心率增加。然而，长时间的心率过快会进一步加重心脏的负担，导致心衰症状恶化。如果心动过缓，更无法保证全身氧供，会加重心衰。心衰患者控制心率有助于减轻心脏负担，降低心肌耗氧量，改善心脏功能，从而缓解心衰症状。一般来说，心衰

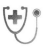

患者的心率应控制在静息状态下每分钟60次左右，但具体的心率目标值应根据患者的具体情况来综合确定。

控制心率的方法包括药物治疗和非药物治疗。药物治疗主要包括使用β受体阻滞剂、伊伐布雷定等药物来降低心率。非药物治疗主要是改善生活方式，如戒烟、限制饮酒、控制体重等。此外，对于某些患者，可能还需要通过植入心脏起搏器等设备来控制心率。

心衰人群应该密切关注自己的心率变化，合理地控制心率，从而改善症状，提高生活质量。

29. 心衰患者使用利尿剂，什么情况下需要调整剂量？

在心力衰竭的治疗中，利尿剂是常用的药物，它通过排钠排水来减轻心脏的容量负荷，从而缓解淤血症状和水肿。长期维持治疗时，水肿消失后，患者应以最小剂量无限期使用。但需要注意的是，长期使用利尿剂容易出现电解质紊乱，特别是高血钾或低血钾都可能导致严重后果。利尿剂的剂量调整，需要结合多种情况来进行：

①患者的淤血症状和体征。根据患者的淤血程度和体液潴留情况，医生会选择适当的起始剂量，并根据患者的反应调整剂量。通常，利尿剂的剂量应以体重每天减轻0.5~1.0千克为宜。

②利尿剂的效果。患者每日体重变化是监测利尿剂效果和调整利尿剂剂量的可靠指标。在应用利尿剂的过程中，医生需要密切关

注患者的反应，包括尿量、体重、电解质等指标的变化。如果利尿剂的效果不佳，可能需要增加剂量；如果利尿剂的效果过强，导致患者体重下降过快或出现其他不良反应，则需要减少剂量。

③患者的血压和肾功能。患者的血压和肾功能状况也是调整利尿剂剂量的重要参考因素。如果患者血压过低或肾功能受损，可能需要减少利尿剂的剂量来减少利尿剂带来的不良反应。

需要注意的是，利尿剂的应用应遵循适量原则，剂量不足可能导致体液潴留，剂量过大则可能引起容量不足和不良反应。利尿剂的剂量调整是一个动态过程，需要根据患者的具体情况而定。

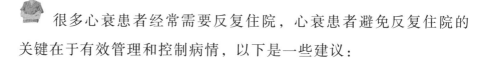

30.心衰患者怎样避免反复住院？

 很多心衰患者经常需要反复住院，心衰患者避免反复住院的关键在于有效管理和控制病情，以下是一些建议：

①遵循医嘱。心衰患者需要严格按照医生的指导进行治疗，包括按时服药、定期检查和调整治疗方案。遵循医嘱可以控制病情并减少住院风险。

②控制液体摄入。心衰患者需要限制液体摄入，以减轻心脏负担。每天的液体摄入量应根据医生的建议进行调整，并注意观察排尿情况。每天定时测量体重，如果体重增加超过2千克，可能是体内液体潴留的表现，如果液体摄入过多，可能会导致水肿和呼吸困难等症状，从而增加住院风险。

③合理饮食。心衰患者应采用低盐、低脂、低糖的饮食方式，避免食用过多油腻和富含胆固醇的食物。同时，多吃蔬菜、水果等

富含维生素和纤维素的食物，有助于保持身体健康。

④适量运动。心衰患者可以进行适当的体力活动，如散步、慢跑等，以改善心肺功能。但是应避免过度运动或剧烈运动，以免加重病情。

⑤避免感染。心衰患者应避免感冒、呼吸道感染等，这些感染可能导致病情加重并增加住院风险。因此，需要保持室内空气流通、勤洗手、避免与生病的人接触等。

⑥监测病情。心衰患者需要定期监测病情，包括体重、血压、心率等指标。如果发现异常情况，应及时就医，以便及时调整治疗方案。

⑦心理健康。心衰患者常常面临焦虑、抑郁等心理问题，这些问题可能影响病情的控制和身体的恢复。因此，家属需要关注患者的心理健康，提供必要的心理支持和帮助。

心衰患者通过综合有效的管理控制病情，可以减少住院风险并提高生活质量。

31.心衰患者如何预防水肿？

心衰患者经常水肿，以下肢水肿最为多见，水肿通常代表着病情的加重恶化。心衰患者预防水肿需要从以下几个方面入手：

①保持健康的生活方式。心衰患者应避免过度劳累，避免重体力劳动或剧烈运动，以减少心脏的负担。适当的锻炼可以增强心肌力量和耐受力，有助于减轻心脏负担，但要避免过度运动。平时要注意保持大便通畅，避免排便时屏气或用力过度等。

②严格控制药物使用。心衰患者需要严格按照医生规定的药物剂量使用，包括利尿剂等药物，以帮助排除体内多余的水分，减少水肿的发生。

③限制钠盐的摄入量。盐会使体内的水分滞留，进一步加重心脏负担。因此，心衰患者应该限制钠盐的摄入量，避免摄入过多的盐分，在高温、高湿度环境下更要特别注意。

④监测体重变化。心衰患者应该每日晨起排空小便后测量空腹体重，并进行对比。如果体重较前一天增长超过 1 千克，可能提示体内水分增长过多，需要减少液体摄入。心衰患者需要控制水分的摄入量，避免过多饮水或饮用含咖啡因或酒精的饮料，必要时可以临时加用利尿剂。

心衰患者预防水肿需要综合管理，如果出现水肿等症状，需要及时就医并遵循医生的建议进行治疗。

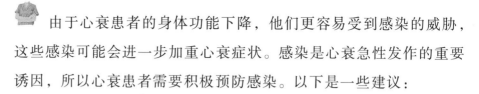

32.心衰患者需要预防哪些感染？

由于心衰患者的身体功能下降，他们更容易受到感染的威胁，这些感染可能会进一步加重心衰症状。感染是心衰急性发作的重要诱因，所以心衰患者需要积极预防感染。以下是一些建议：

①接种疫苗。接种流感疫苗和肺炎球菌疫苗可以显著降低因这些常见疾病引起的感染风险。这些疫苗对心衰患者尤为重要，因为它们可以降低因感染而住院或病情恶化的风险。

②保持良好的个人卫生及室内空气流通。定期洗手，尤其是在接触公共物品或与他人接触后。避免触摸眼睛、鼻子和嘴巴，以减

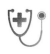

少病毒进入体内的机会。定期开窗通风，避免长时间在封闭、空气不流通的环境中停留。同时，要避免接触有传染性的物品或场所，尽量避免到人群密集的地方，如超市、商场、电影院等。如果必须外出，应佩戴口罩。

③保持口腔和皮肤清洁。定期刷牙、使用漱口水，要避免吃太甜或太硬的食物，保持皮肤清洁干燥，以减少细菌滋生。

④合理饮食和营养。保持均衡的饮食，摄入足够的营养，有助于增强免疫力。可以多吃新鲜蔬菜、水果、粗粮等富含营养的食物。同时，限制盐分及水分摄入，以减轻心脏负担。

⑤规律锻炼。在医生指导下进行适当的锻炼，如散步、游泳等，有助于增强心肺功能，提高身体抵抗力。但应注意避免过度劳累。

⑥积极治疗基础疾病。如有高血压、糖尿病等慢性疾病，需要积极治疗并控制病情，以降低感染风险。

⑦遵循医嘱。心衰患者需要定期随访并遵循医生的治疗建议，包括药物治疗和生活方式调整，需要按照医生的建议正确使用药物，不要随意更改剂量或停药。如有任何不适或症状加重，应及时就医。

33.为什么说心衰患者每天监测体重很重要?

心衰患者每天监测体重非常重要，因为体重的变化可以反映病情的变化和治疗效果。

①监测出入量平衡。心衰患者需要严格限制饮水量，保证出入

量平衡。患者通过每天监测体重，可以了解是否摄入过多的水分，从而及时调整饮食和药物使用，避免加重心脏的容量负荷。

②评估病情变化。体重的变化可以反映心衰患者病情的变化。如果体重在短时间内明显增加，可能意味着体内有过多的液体聚集，这通常是心脏泵功能衰竭导致的体液潴留。此时，患者需要增加利尿药物的使用剂量，以排出多余的水分，防止心衰症状的进一步加重。

③指导治疗调整。通过连续监测体重，医生可以了解患者的治疗效果和病情进展，从而及时调整治疗方案。例如，如果体重持续减轻，可能意味着患者的病情有所好转；如果体重持续增加，则需要增加利尿药物的剂量或采取其他治疗措施。

④增强患者自我管理意识。每天监测体重可以帮助患者提高自我管理意识，使他们更加关注自己的身体状况和饮食、药物使用情况。这有助于患者更好地控制病情，提高生活质量。

监测体重时需注意：使用统一的体重秤；每天清晨测体重；不穿或者只穿少量衣物；空腹、排尿后；如果短时间内体重增加2千克以上要尽快联系医生。

34.如何预防心衰？

心衰是心脏疾病终末期的一种状态，会影响人们的生存质量，预防心衰的发生至关重要。

①戒烟。吸烟是心血管疾病的主要危险因素，吸烟会导致动脉硬化加速，增加出现冠状动脉疾病的风险，可能最终导致心衰。因

此，戒烟是预防心衰的重要措施之一。

②控制体重。超重会增加心脏负担，导致高血压、糖尿病、冠状动脉疾病等，是心衰的潜在原因。因此，人们通过合理饮食和适量运动控制体重，可以降低患心衰的风险。

③改善饮食。高纤维、低脂肪的饮食有助于改善胆固醇水平，并减少心衰的风险。日常饮食中大家宜多食用蔬菜、水果、全谷物和瘦肉等健康食品，避免过多摄入咸味和油腻食品。

④适度运动。定期的身体活动可以帮助维持健康的身体，增强心脏功能，提高心脏效率。推荐的运动包括快步走、游泳、骑自行车等有氧运动。但需要注意的是，运动要适度，避免过度劳累。

⑤保持良好的作息习惯。充足的睡眠对心脏健康非常重要，长期睡眠不足与心血管疾病的风险增加有关。心脏不好的人尤其要保证每天8~9小时的睡眠时间，避免熬夜。

⑥注意心理健康。调摄精神，避免情绪波动，保持心情平和。心衰可能因外感、情志或过劳等因素诱发或加重，因此保持心理健康也是预防心衰的重要措施之一。

⑦控制危险因素。积极控制高血压、糖尿病等慢性疾病，以及感染、心律失常等心衰的危险因素，可以有效降低患心衰的风险。

⑧定期体检。定期进行体检，及时发现和治疗心血管疾病，有助于预防心衰的发生。

35.家属如何帮助心衰患者进行情绪管理？

心衰患者的心理压力较大，家属需要帮助患者进行情绪管理，家属可以从以下几个方面入手：

①倾听与理解。倾听患者的感受和担忧，不要打断或轻视他们的情绪。尝试理解患者的痛苦和不安，这可以让他们感到被支持和理解。

②提供情感支持。告诉患者他们并不孤单，家属会陪伴他们一起面对疾病；鼓励患者表达自己的情绪，不要让他们觉得被忽视或孤立。

③帮助患者了解疾病。向患者普及心衰的相关知识，让他们了解自己的病情和治疗方案；帮助患者建立正确的疾病观念，避免过度担忧或恐慌。

④创造舒适的环境。确保患者的居住环境安静、舒适，减少噪声和干扰；鼓励患者参与家居布置和日常活动，这可以提高他们的生活质量。

⑤鼓励参与社交活动。鼓励患者参与社交活动，如与朋友聚会、参加社区活动等。社交活动可以帮助患者转移注意力，减轻焦虑和压力。

⑥提供实际帮助。协助患者完成日常任务，如购物、做饭、清洁等。在患者需要时给予支持和帮助，减轻他们的负担。

⑦引导患者应对压力。密切观察患者的心理变化，及时发现并处理可能出现的心理问题。教给患者一些应对压力的技巧，如深呼吸、冥想、放松训练等。鼓励患者保持积极的心态，面对生活中的挑战。

⑧鼓励患者寻求专业帮助。如果患者的情绪问题严重影响了他们的生活质量，鼓励他们寻求专业心理咨询师的帮助。心理咨询师可以提供专业的指导和支持，帮助患者更好地管理情绪。

⑨建立规律的生活习惯。鼓励患者建立规律的生活习惯，包括规律的作息时间、健康的饮食和适度的锻炼。规律的生活习惯有助于患者保持稳定的情绪状态。

36.确诊心衰的患者，还能活多久？

确诊心衰后，患者的预期寿命会受到多种因素的影响，如病情的严重程度、患者的年龄、健康状况、治疗情况等。心衰的治疗需要综合考虑患者的具体情况，如病因、心力衰竭的程度、治疗和管理等。治疗心衰的主要方法包括药物治疗和非药物治疗。药物治疗方面，可以使用利尿剂、ACEI、醛固酮拮抗剂等药物来改善患者的症状和预后。非药物治疗方面，如心脏再同步化治疗（CRT）和植入式心脏除颤器（ICD）等，也可以用于改善心衰患者的预后。如果早期心衰患者进行正规诊治，可存活数年到数十年，终末期心衰患者生存期较短。早期心衰患者心功能受损程度尚轻，需要及时进行药物治疗来延缓心衰的发生发展，经过正规诊治将其对寿命的影响降到最低。对于严重的终末期心衰患者而言，心功能较差，生存期相对较低。

37.心衰患者肌钙蛋白升高，是心肌梗死了吗？

心衰患者肌钙蛋白升高并不一定意味着发生了心肌梗死。肌钙蛋白主要存在于肌肉细胞中，包括心肌细胞和骨骼肌细胞。在心衰患者中，心肌细胞受损和坏死，可能会导致肌钙蛋白释放到血液中，从而引起肌钙蛋白升高。然而，这种升高并不一定是由心肌梗死引起的。

心肌梗死是冠状动脉急性、持续性缺血缺氧所引起的心肌坏死，通常会导致心肌细胞大量受损和坏死，从而引起肌钙蛋白显著升高。但是，心衰患者的心肌细胞受损和坏死可能更为缓慢和渐进，因此肌钙蛋白升高的程度可能不如心肌梗死患者的明显。

此外，肌钙蛋白升高还可能与其他原因有关，如不稳定型心绞痛、心肌炎、慢性肾炎、肾衰竭等。因此，当心衰患者出现肌钙蛋白升高时，医生需要综合考虑患者的病史、症状、体征以及其他检查结果，以确定具体的病因。

总之，心衰人群肌钙蛋白升高并不一定意味着发生了心肌梗死，但也不能排除心肌梗死的可能性。如果出现肌钙蛋白升高的情况，患者要及时就医并进行进一步检查和治疗。

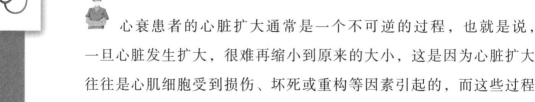

38.心衰患者心脏扩大，还能缩小吗？

心衰患者的心脏扩大通常是一个不可逆的过程，也就是说，一旦心脏发生扩大，很难再缩小到原来的大小，这是因为心脏扩大往往是心肌细胞受到损伤、坏死或重构等因素引起的，而这些过程通常是不可逆的。

然而，尽管心脏扩大本身难以缩小，但通过积极地治疗和管理，患者可以控制心衰的进展，减轻症状，提高生活质量，并可能延缓心脏进一步扩大的速度；其中部分心衰患者扩大的心脏也可能适当地缩小。治疗心衰的方法包括药物治疗、生活方式调整、心脏康复计划等，具体采用哪种方法取决于患者的情况和病情的严重程度。

在药物治疗方面，医生可能会开具一些药物来减轻心脏负荷、降低血压、改善心脏功能等。此外，患者还需要注意保持健康的生活方式，如控制盐的摄入量、保持适当的体重、避免过度劳累等。在心脏康复计划方面，患者可以通过适当的运动、饮食调整和心理支持等方式来改善心脏功能和生活质量。

39.心衰会遗传吗？

心衰本身并不是一种遗传性疾病，因此它不会直接遗传给下一代。然而，心衰的发病可能与某些遗传因素有关。

首先，一些引起心衰的疾病，如先天性心脏病、冠心病等，可能具有遗传倾向。这些疾病可能会导致心脏结构和功能的异常，从而增加心衰的风险。如果家族中有这些疾病的病史，个体患心衰的风险可能会增加。

其次，一些遗传变异也被认为与心衰的发病有关。例如，肥厚型心肌病和扩张型心肌病，一些基因突变可能导致心肌细胞的异常变化，进而影响心脏的功能和结构。这些遗传变异可能会通过家族遗传给下一代，从而增加心衰的风险。

然而，需要注意的是，遗传因素只是心衰发病的众多因素之一。心衰的发病还受到许多其他因素的影响，如高血压、糖尿病、肥胖、吸烟、酗酒等。因此，即使存在遗传因素，个体通过控制这些其他因素，也可以降低心衰的发病风险。

40.心衰患者可以结婚生孩子吗？

 　心衰患者是否可以结婚生孩子，医生需要根据患者的具体情况和心功能状况来判断。

结婚对于心衰患者来说，并没有直接的医学禁忌。然而，考虑到心衰患者需要长期管理和治疗，以及可能面临的日常生活限制，选择伴侣时应与对方充分沟通，共同面对和克服这些挑战。

至于生孩子，心衰患者的情况则更为复杂。怀孕和分娩对女性的心脏功能是一个巨大的考验，特别是在孕中晚期，随着胎儿的增大，孕妇的心脏需要承担更大的负荷。对于心衰患者来说，这可能会加重心脏的负担，导致病情恶化，甚至危及生命。

因此，心衰患者在考虑怀孕前，应先咨询专业医生，评估自己的心功能状况和怀孕的风险。医生会根据患者的具体情况，如心衰的严重程度、病因、治疗情况等，给出个体化的建议。如果医生认为患者的心功能不足以支持怀孕和分娩，那么患者应放弃怀孕计划。

此外，即使医生认为患者可以怀孕，患者也需要进行严密的孕期管理和监测，以确保母婴安全。这包括定期进行心功能评估、调整治疗方案、避免过度劳累和感染等。同时，患者还需要做好心理准备，面对可能出现的各种挑战和困难。